感覚過敏研究所
加藤路瑛

監修
児童精神科医
黒川駿哉

絵
中村至宏

カビンくんとドンマちゃん

感覚過敏と感覚鈍麻の感じ方

はじめに

　友達同士で楽しそうに話している制服姿(せいふくすがた)の中高生を見かけると、キュッと胸が痛くなることがある。

　その中にいるはずもない自分を探して、もし、あのまま学校に通っていたら……と、別の高校生活があったのではないかと想像(そうぞう)するのです。

　はじめまして。加藤路瑛(かとうじえい)と申します。通信制高校の3年生です。私は中学1年生の後半から不登校気味になり、2年生の秋からフリースクールに通うようになりました。原因は1つではありませんが、大きな原因(げんいん)は「感覚過敏(かんかくかびん)」でした。

　感覚過敏が強い私は、多くの人と同じように学校に毎日通うのは難しいだろうと、迷うことなく通信制高校を選択しました。オンラインで勉強ができる学校です。

　けっして自分の選んだ道を後悔(こうかい)しているわけではありません。それでも、仲間同士で楽しそうにしている中高生を見かけると、もし自分に感覚過敏がなかったら、とか、学校に通い続けていたらどんな人生だったのだろう、と考える日もあるのです。

私が初めて「感覚過敏」という言葉に出会ったの
は、中学1年生の夏でした。
　中学に入学し、学校生活に慣れてきた頃、保健室
に駆け込むことが増えてきました。休み時間になる
と頭痛がするのです。保健室の先生が「頭痛がする
きっかけは何かあるのか」と私に聞きました。
　思い返してみると、休み時間、クラスのみんなが
賑やかに会話をはじめ、特に甲高い笑い声が耳に刺
さるように入ってくると具合が悪くなることに気が
つきました。

　自分のつらさの原因を探って人に話すのは初めて
でした。
　先生は「それって感覚過敏かもしれない」と言い
ました。

　感覚過敏とは、視覚・聴覚・嗅覚・味覚・触覚な
どの感覚が過敏になり、日常生活に困難を抱える状
態のことをいいます。この日をきっかけに感覚過敏
について調べると、症状の多くが私に当てはまりま
した。

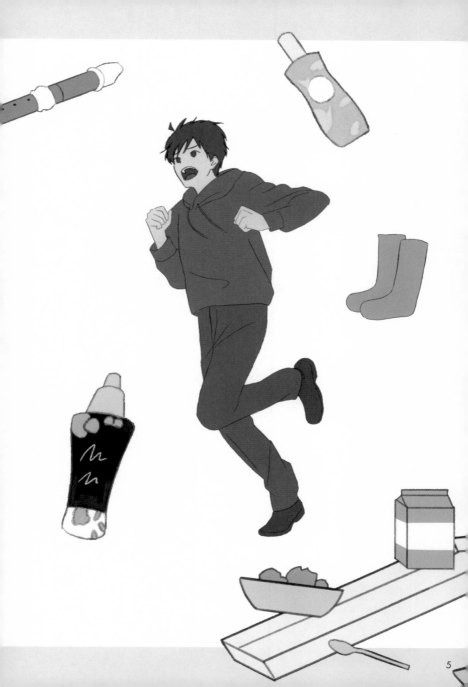

「ああ、私は感覚過敏なんだ」

　食べること。
　着ること。
　楽しむこと。

　私はなぜ人と同じようにできないのだろう？
　弱虫なのだろうか、神経質なのだろうか……と小
さい頃から感じていた違和感の答えにたどり着いた
ような感じがしました。体にまとわりついていた目
に見えない重さから解放された瞬間でした。

　私が弱いわけではなかったんだ。
　感覚過敏が私を弱くしていただけなんだ。

　感覚過敏は、多くの人によく知られている言葉や
症状ではありません。
　ですから、かつての私のように、自分のつらさの
理由がわからずに自分を責めてしまう人や、自分の
子どもが神経質すぎると悩んでいる保護者の方もい
らっしゃると思います。

今回、私は自分を投影した感覚過敏の中学生の男の子を主人公にした物語を作りました。さらに、感覚過敏とは対照的に、寒さや痛みを感じにくい「感覚鈍麻」の女の子の感情や日常も描きました。

　二人の学校生活を中心とした日常を読み進めながら、感覚過敏や感覚鈍麻の人々がどんなことに困り、どんな悩みや葛藤を抱えて生きているか追体験していただければと思っています。

　そして、この物語をきっかけに、目に見えない感覚の困りごとを多くの人に知っていただきたいです。

　けれども、そんな真面目な話は横に置いて、純粋にストーリーを楽しんでいただけたらとてもうれしいです。

感覚過敏研究所
加藤路瑛

登場人物紹介

感覚過敏な
カビンくん

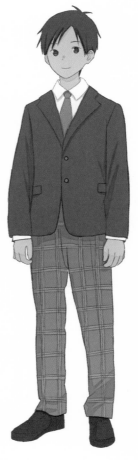

好きな食べ物

白米。それ以外は、体調によって食べられたり食べられなかったり

生活スタイル

夜型人間

性格

おだやか。ほとんど怒ることはない。「まーいっか」が口癖

きょうだい

ひとりっこ

部活

帰宅部

中学生。生まれつき感覚過敏で、騒がしい音、高い声、食べ物のニオイ、香水や芳香剤の香りなどが大の苦手。頭痛や気分が悪くなるなど、しばしば体調不良を起こす。服の縫い目が痛いという触覚の過敏もある。食べられるものが少ないので、学校の昼食時間がつらく、不登校ぎみ。友達はほしいけど、感覚過敏を我慢するくらいなら一人でいたほうがマシと思っている。趣味はオンラインゲーム。布団の中でごろごろしているのが一番幸せ。

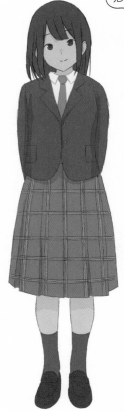

感覚鈍麻な
ドンマちゃん

好きな食べ物：

好き嫌いはないが、食べることが好き
でもない。好物はメロンパン

生活スタイル

早寝早起き

性格

正義感が強く、さばさばし
ている

きょうだい

兄と妹

部活

茶道部

カビンくんのクラスメイト。母に「この子はにぶい」と言われているが、
実は、痛みや寒さ、暑さ、空腹などを感じにくい感覚鈍麻。人や物との
距離を把握するのが苦手で、角を曲がりきれず柱にぶつかったりして知
らないうちに体にアザができていたり、季節に合わない服装をしていた
り、不器用さがあったりする。
性格は明るいが、友達は多いほうではなく、一人で過ごすことが通常。周
りとテンポが合わないので「天然」「不思議ちゃん」と思われることが多い。

CONTENTS もくじ

3章 「人と同じでいたい自分」と
「人と違っていい自分」

巻末Q&A
感覚の世界の困りごと、どうしたらいい？
加藤所長、教えて！

Q1 もう学校に行きたくない。行かなくてもいいですか？

Q2 家から出たくないのは、甘え？　だらしないだけ？

Q3 行楽の幅が狭すぎる……。どこなら、行ける？

Q4 困りごとを、学校や親が理解してくれない

Q5 ハードモードな人生が、しんどい

Q6 友達から「付き合いにくいヤツ」だと思われたくない

Q7 みんなに迷惑をかけるのが申し訳ない

Q8 「がんばれ！」と言われてがんばれない自分は、ダメ人間？

【本書の構成について】

各エピソードの後ろにある解説ページとコラムは、感覚過敏研究所の医療アドバイザーを務める精神科医・黒川駿哉先生に監修をお願いしています。

【本書の注意事項】

感覚過敏・感覚鈍麻における症状は多様であり、その状況は一人ひとり異なります。本書の物語や解説に掲載したケースは、あくまで一例であり、感覚過敏や感覚鈍麻のあるすべての人に当てはまるわけではありません。

1章

カビンくんと
ドンマちゃん

僕は、
制服が痛い。
まるで
サンドペーパーで
できた
ブレザーだ。

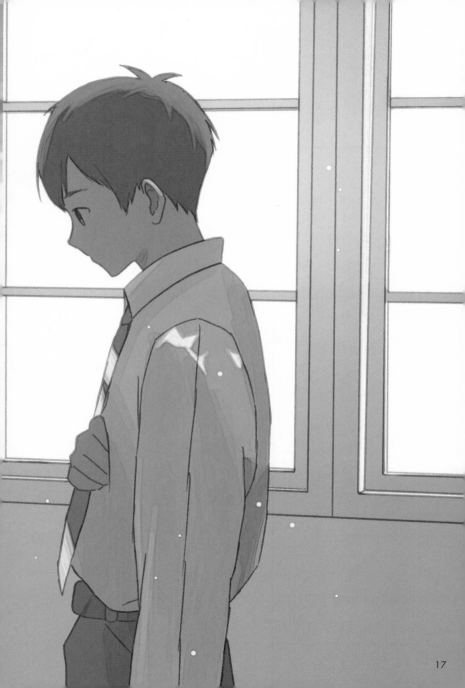

カビンが感じている世界

毎日の戦い
「服や靴下が痛い！」

また今日も、ゆううつな朝が始まる

　時計を見ながら、ため息が漏れる。

　登校の時間だ。僕はあきらめて、ワイシャツに袖を通す。

　パリッとした生地が肌に触れる。首に触れる襟が固くて何度も襟のポジションを直す。

　ボタンは一番上までとめないと先生に怒られるんだよなと思いながら、それでもまぁいいやと、上２つはとめない。

　その後、大きく息を吸って、呼吸を止めてネクタイをゆるくつける。鏡をちらっと見る。ネクタイもだらしないと怒られそうだなと思いながら、さらにネクタイをゆるめる。

　制服、つらいな。着ないとダメなのかな？

　僕の名前はカビン。中学１年生。

　制服が痛くて、毎朝、格闘している。

　ほかの人は、服を着て「痛い」なんて思わないことを知っ

たのは最近のことだ。小学生の頃は、みんなも痛いのを我
慢して着ていると思っていた。当たり前すぎて、痛いなん
て口にしたこともなかったし、それを言ったら弱いやつと
思われる気がして我慢してきた。

　楽しみにしていた中学校に絶望を感じたのは制服の採寸
のときだった。「何これ？　痛すぎだよ。どういうこと？」
　周囲を見ても、みんな平気そうだった。

　もしかして、僕だけが変なのか？

　採寸は短い時間だったし、なんとか耐えられた。しかし、
入学後、毎朝、この制服と僕は戦っている。

　服の縫い目やタグが気になったり、そもそも服の生地が
痛い。サンドペーパーが肌に触れたように痛いし、縫い目
すべてが針のように肌に刺さってくる。

　小学生までは自分の気に入った服でよかったから、そこ
まで深刻な悩みではなかったのだけど、中学生になってか
らは、毎朝の制服着用の儀式が、たまらなく苦痛だ。

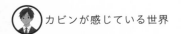

　ズボンの生地が太ももを削っていくような痛みに耐えながら、ベルトをする。第2関門通過。儀式はまだ残っている。ブレザーを羽織る。これが鉛のように重いのだ。戦国時代の甲冑みたいなものだろうか。

　もう家を出ないと遅刻するなという時間になって、切羽詰まって靴下を履く。

　！！！！！！！！！！！！！

　衣類の中でも最大の敵は靴下だ。学校指定の靴下。靴下のつま先部分の縫い目とか、左右についてる縫い目のコブ！　あれ、正式な呼び名があるのだろうか？　あのコブや縫い目の痛さが僕の体を震わせ、全身鳥肌が立つ。

　あ、履けないかもしれない。今日は無理かも。

　リビングから母の声が聞こえる。時間がないと叫んでいるのだろう。

　いや、しかし、靴下が履けなきゃ学校には行けないだろう？　天敵「靴下」を壁に投げつけ、ぐったりした靴下を見て一瞬アイツに勝ったような征服感を感じながら、投げ

ても状況は変わらないなと我に返り、もうどうにでもなれ！
と靴下を履いた。

　僕の体、どうしてこんなに過敏なんだよ。

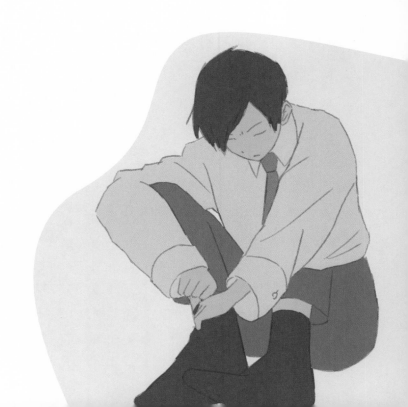

明るさ、寒さ、味、ニオイ……「感じ方」は一人ひとり違う

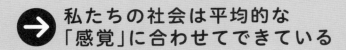

→ 私たちの社会は平均的な「感覚」に合わせてできている

　光、風、音、ニオイ、味、重力、暑さ、寒さ、肌触り……私たちは、周りを取り巻くさまざまな刺激を感じ取り、その刺激に対応しながら生きています。刺激を感じ取ることを「感覚」といいます。

　たとえば、気温が高い夏には、暑さを感じ取って涼しい服装をしたり、クーラーをつけたりして、快適に過ごそうとします。

　しかし、同じ温度でも人によって「暑くてたまらない」と感じる人もいれば、「私はこのくらい平気。気持ちいい」と感じる人もいますね。つまり感覚には個人差があり、

本当は、一人ひとり違っているのです。

　ところが人は社会の中で生きているので、「多くの人は
こう感じる」という「平均値」から設定された環境や仕
組みの中で暮らしています。

　このとき、もしもあなたの「感じ方」が「平均値」か
らとても大きく離れていたらどうでしょう？　社会の環
境や仕組みは平均値に合わせて作られているので、困り
ごとが発生したり、周りの人が苦もなく行っていること
が、努力しないとできないかもしれません。

　このように平均値から離れた感覚の特性を「感覚過敏」
「感覚鈍麻」といいます。詳しいことはまだ研究中ですが、
感覚の特性は、刺激に対する脳機能の働きや疾患、個人
的な経験など、さまざまな理由で起きると考えられてい
ます。

　「感覚」は外からは見えないので、彼らは「変わった人
だな」「わがままなのかな」と誤解されてしまうこともあ
ります。でも、顔かたちや能力に個性があるように、感
覚も一人ひとり違います。感覚に特性がある人も、その
周りの人も「こんなふうに感じる人がいる」「決しておか
しいことではない」と知ることが第一歩です。

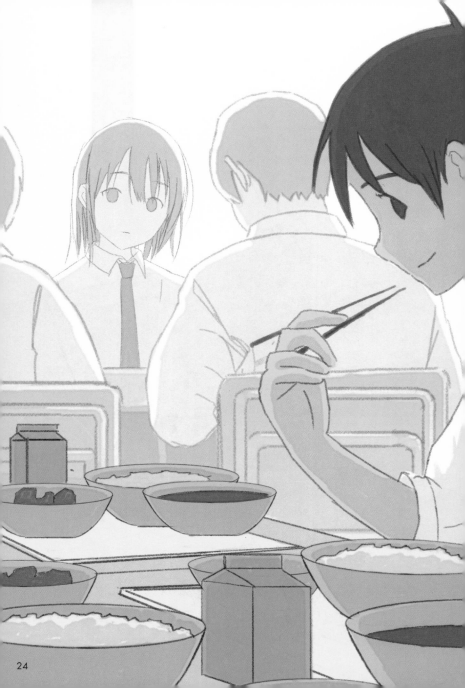

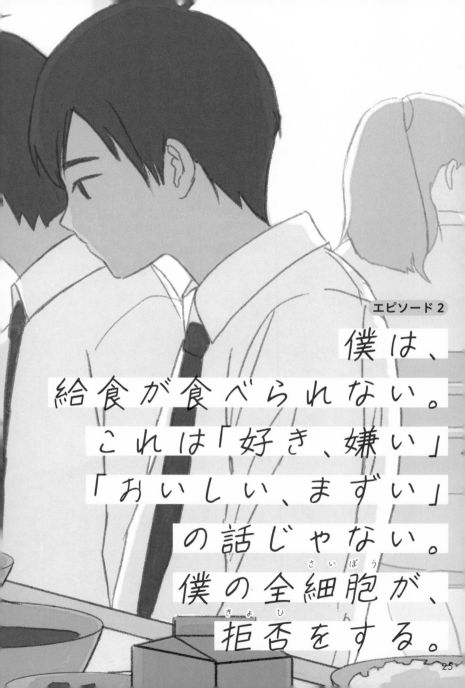

エピソード 2

僕は、
給食が食べられない。
これは「好き、嫌い」
「おいしい、まずい」
の話じゃない。
僕の全細胞（さいぼう）が、
拒否（きょひ）をする。

25

食べられるものがない 給食は、苦痛な時間だ

まずいから嫌い……なんじゃない！

　カチカチ、カチカチ、カチカチ……

　斜め後ろの席から、シャーペンをノックする音が絶え間なく聞こえてくる。

　たぶん、本人も気づかずにしているんだろう。

　でも僕にとっては、ガチガチ！　ガチガチ！　ガチガチ！　って頭の中で道路工事をやってるみたいに反響して、授業どころじゃなくなってしまう。

「え〜と、じゃあ方程式に入る前に、教科書の……」

　先生の声はシャーペンのノック音にかき消されて、僕の耳には届かない。

　結局、先生の説明をほとんど聞き取れないまま4時間目の数学は終わった。半日が終わった解放感で、クラスはリラックスした楽しそうな会話であふれる。僕だけが取り残されたように緊張が続く。

食 缶や食器がぶつかる配膳の音。

　いろいろな食べ物が混ざり合ったニオイ。

　ああ、給食の時間だ。ついにやってきた。

　学校生活の中で、一番僕を悩ませているのは給食の時間
だ。攻 略 方法は発見できていない。食べ物のニオイも食器
のこすれる音もみんなの会話も、僕にとっては快適なもの
ではない。そして何より、味覚が過敏な僕は給食で食べら
れるものがほとんどないのだ。

　だから、献立表は毎日チェックする。たいていは、「今日
も食べられないだろうな」ということを確認するだけで終
わるのだけれど。

　なめこ汁は、その中でもラスボス的存在だ。

　あれは本当に食べ物なのだろうか？

　ぬるぬるとした食感。ニオイ。味。見た目。

　ダメだ。給食当番の人にお願いして、食器の底が見えそ
うなくらいに少なくしてもらう。

「なめこ汁、苦手なの？」

　隣の席の子が話しかけてきた。気づくと、周りに人が集
まっている。

「え？　少なすぎでしょ？　そんなんで生きていけんの？」

「食わず嫌いじゃん？　このヌメヌメがいいのにね〜。好き嫌い多いとモテないよ。がんばれ！」

「一口ならいけるっしょ。ほらほら、大きくなれないよ。これくらい楽勝！」

「目、つぶって、息止めて一気にいってみろって！　いけるいける！　せーの！」

　え？　何これ。ちょ、待って、やばい。

　声も出ないし、抵抗（ていこう）もできない。でも、ここままじゃ……ちょっと、ま、待って。

「いやだって言ってんでしょ!!!!」

　遠のく意識の中で、ひときわ通る声が聞こえた。

　あれは確か……ドンマちゃんだ。まだ一度も話したことはなかったと思う。

「みんなさ、『この消しゴム、一口でいいから食べてみなよ？』って言われて食べられる？　無理言わないでよって思うよね。やってることはそれと同じだよ」

　僕を取り囲んでいたクラスメイトは無言で席に戻っていった。

　教室は何事もなかったように賑やかな給食の時間が始まった。

僕は、ふぅっと息を吐き、呼吸を整えた。ドンマちゃんのほうをちらっと見ると、一人黙々と白ごはんだけを食べていた。

　あとで「ありがとう」と伝えられるだろうか？

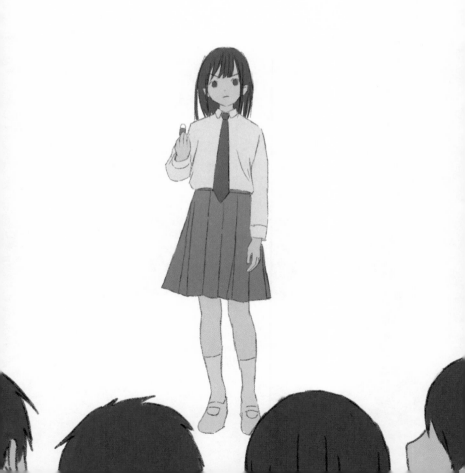

刺激を受けたとき、脳の中では何が起こっている？

 何らかの経験や記憶によって感覚がより強まるケースも

　人が刺激を感じる仕組みは、どのようなものなのでしょうか？

　私たちは、ものを「見る」ときは「目」、音を聞くときは「耳」、味わうときは「舌」など、体に備わっている「感覚器」を通して刺激を受け取ります。感覚器では、多種多様な細胞が刺激を受け止め、それを電気信号に変えて神経細胞（ニューロン）へ送ります。信号は神経から脊髄に入り、脊髄からさらに上へと上って、脳へと入っていきます。

脳に入った刺激は、ニューロンを通してさらに進み、最終的にその刺激を担当する脳の部位で「知覚」として処理・判断され、私たちの体に生理的な反応を起こしたり、対応した行動を取るよう、指令が出されます。

　感覚過敏や感覚鈍麻の人は、この一連の流れの中のどこかが、平均的な人よりも特に発達していたり（感覚器の特定の細胞が多いなど）、あるいは、刺激を抑える働きをする脳内物質が少ない場合があるという説もあります。

　また、個人的な経験や記憶がきっかけで、特定の感覚を強く感じたり、あるいは感じられなかったりするといったことも考えられます。

　一つの出来事から受ける刺激は、一つではありません。エピソード２で、カビンくんは、苦手ななめこ汁から一度にたくさんの刺激（味覚や嗅覚だけでなく、周囲からのプレッシャーも）を受け、処理しきれずにフリーズしたような状態になっています。刺激を強く感じるため、脳が対応しきれなくなったのかもしれません。

　そして、このような経験が重なると、「またこういうことが起こるのではないか」と心配になり、いっそう過敏になることもあります。

寒いって
どんな感じ？
おなかが空いたって、
どんな感じ？
みんなは知らない。
「感覚鈍麻」の話。

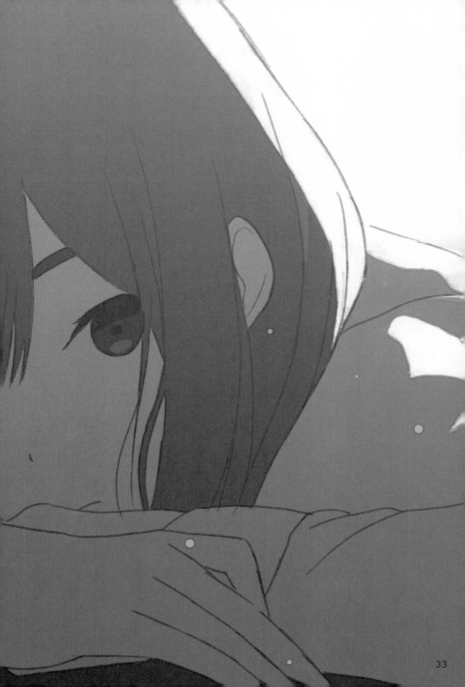

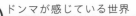

寒さも暑さも、空腹も満腹も「感じない」私って、変？

おなかが空くって、どんな感じだろう

やっちゃった……。

別に正義感が強いから言ったわけじゃない。
ただ、彼（カビンくんだっけ？）、あの子の気持ち、なんとなくわかっちゃったから、つい大声を出してしまった。

私も給食は昔から苦手。
男子なんか３時間目くらいから「あー！　腹減った〜!!今日はカレーか！　ラッキー♪」なんて騒いでるけど、何がうれしいのかまったくわからない。

なにも、わたくしグルメでございますので給食なんて口に合わないわ〜、ってことじゃない。
食べれば、「ああ、おいしいな」とは思う（たまには）。

そもそも私は、「おなかが空く」っていう感覚がよくわか

らない。

　給食だけじゃなく食事全般、食べなきゃいけないから食べるけど、積極的に「食べたい」と思うことはない。みんながよく言う、「おいしかった〜」とか「おなかいっぱい！」という感覚もイマイチわからない。だから今日も白ごはんだけは、とりあえず口に運んだ。

　私にとって食事は、楽しみではなく、「義務」だ。

　その義務が１日に３回もあるから、正直、すごく面倒だし、食事の時間はほかのことをするわけにもいかないから、ひたすら忍耐の時間になってしまう。

　もし食べなくていいなら、できるだけ食べずに過ごしたい。

　誰かに「ごはんだよ」って言われなければ自分から食べることはないから、いつだったか、知らないうちに低血糖になって倒れたこともあった。

　さらにやっかいなのは、空腹感だけでなく満腹感もないから、「やめどき」もわからないこと。

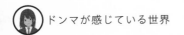

　いったん食べ始めると延々と食べ続けてしまうことがある。前に、ぼーっとテレビを見ながらケーキを食べていたら、気づいたらホール丸ごと食べてしまっていて、あとから帰ってきた妹に「私の分は？（泣）」って泣かれたこともある。

　みんなと同じことを楽しんだり、みんなと同じことをいやがったり。そんなふうに「共感」できることが少ないと、学校生活は地味につらい。

　たとえば、真冬の体育の授業なんかで、体操着に着替えてグラウンドに出た瞬間、「ぎゃー！　さっむ！」「外で体育とか地獄!!」とかみんながきゃあきゃあ騒いでいる中、私一人が平気そうにしている、というようなことはよくある。
「ドンマちゃん、寒くないの？」って聞かれるけど、「うん」としか答えようがない（若干引かれる）。

　寒さ暑さも、私はあまり感じない。だから真冬でもTシャツ1枚で過ごしていて、家族から「見てるほうが寒いから、お願いだから上に何か着て」なんて言われることもある。ちなみに、痛さや冷たさもあまり感じない。

小学生のときは、子どもながらにみんなに合わせなくちゃと思っていて、「すごーい！」とか「ひどーい！」とか、一緒になって言ってみたりもした。でも、周りの反応を見ながらのリアクションだから変に遅れてしまったりするし、何より、演技しているみたいで、疲れてやめてしまった。

　みんな、さっと空気を読んで反応できて、すごいな……。私はどうしてもみんなからズレてしまうけど、無理して合わせてもしんどいだけだし、と思って最近は開き直っている。
　ちなみに、「天然」という便利な言葉があるので助かっている。

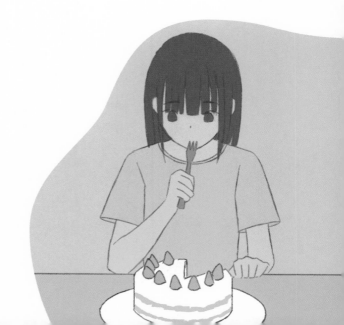

感覚が「過敏」、感覚が「鈍麻」。それって、どういうこと？

 刺激に反応する「コップ」が平均より小さいか、大きいか

　脳神経が刺激に反応する（刺激を認識する）最小の刺激量を「閾値」といいます。閾値には、個人差があります。

　わかりやすくするために、閾値をコップの大きさでたとえてみましょう。感覚過敏の人が持っているコップの大きさは平均的なコップより小さいので（＝閾値が低い）、感じ取れる刺激の量に早く到達し、わずかな刺激に反応すると考えられます。

　一方、感覚鈍麻の人の持っているコップは平均より大きいので、感じ取れる量まで刺激の量がなかなか到達せず、刺激を感じ取りにくい、つまり、鈍感であると考え

られます。

　ただし、感覚過敏か感覚鈍麻かは、閾値だけによって決まるわけではありません。音の高さの違いの細かさや色の認識（にんしき）の細かさなど、目や耳、皮膚など「感覚器」の刺激の幅への感度の特性であるケースや、刺激を統合して処理する脳の特性である場合など、さまざまな理由が考えられます。

　また、感覚が過敏すぎて刺激を処理しきれず、感覚鈍麻になるケースもあるといわれています。刺激に対応できず無反応になった結果、まるで刺激を感じていない＝感覚鈍麻のように見えるのです。

　ドンマちゃんは、平均的な人よりも閾値が大きいため感覚を感じにくい特性を持っていて、空腹・満腹の感覚がわからなかったり、暑さや寒さ、痛さなどを感じにくかったりします。

　こうした感覚特性のある人は、エピソード３のドンマちゃんのように、周りの感覚に合わせて自分も同じようにふるまうことがあります。環境や相手が変わるとうまく合わせられず、人間関係に苦手意識を感じることもあります。

ドンマちゃんは、距離感がバグっててドキドキする。

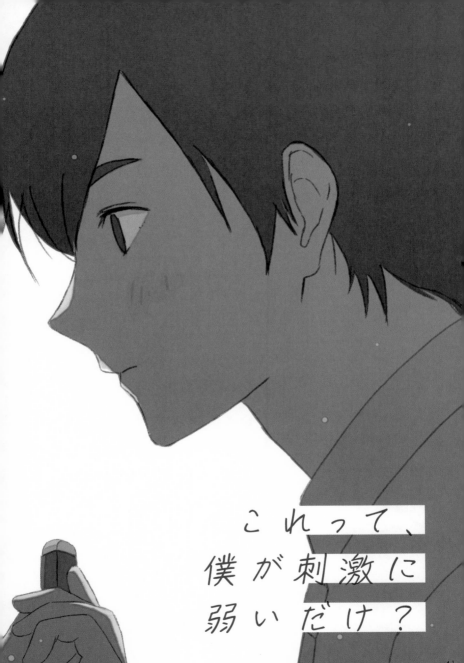

これって、
僕が刺激に
弱いだけ？

カビンとドンマが感じている世界

気になるカビンくん
気にならないドンマちゃん

カビンが感じている世界

なぜだか気になるドンマちゃん

　ああ、今日の給食は、いつも以上に大変な目にあったな。

　僕は食べることが苦手なだけでなく、聴覚過敏だから音にも敏感だ。

　いろいろな音が同時にすると、すべての音が同じ大きさで聞こえてきて、そのどれかに集中して聞き取るということが苦手だ。

　だから、大勢（おおぜい）の人が同時に話している状況や雑踏（ざっとう）がとてもつらい。さらに、ニオイや光、味など、ほかの刺激が加わると、頭痛やめまいもしてくる。

　あのとき、ドンマちゃんが助けてくれて、本当によかった。

　そういえば、今まで気にしたことがなかったけど、ドンマちゃんって、僕と同じで一人でいることが多い気がする。

昼休みが終わり、次は理科室に移動。少し前をドンマちゃんが歩いている。給食のときに助けてもらったお礼を言いたいなと思うけど、声をかけようと思うと緊張してしまう。
　あれ？　彼女、窓の外をぼーっと眺めてて、ぜんぜん前見てなくない？　危なくね？　あ、そこ、ぶつかる……！

　ゴン！

　廊下のコーナーを、ドンマちゃんは体半分、派手に壁にぶつけながら曲がった。

「え!?　大丈夫？」
　ドンマちゃんの近くを歩いていた子たちも、目を丸くして心配している。
「？　あ、へーきへーき」
　そう言って、また一人、何事もなかったように歩き出した。

　びっくりした。けっこう強くぶつかってたけど、痛くないのかな。やっぱりいろいろ気になるな、ドンマちゃん。

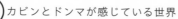 カビンとドンマが感じている世界

 ドンマが感じている世界

またコブを作っちゃった……

　ん？　なんかおでこに違和感……って、え？　私、めっちゃコブできてない？　ああ、そっか。さっき廊下の角でぶつけたときにできたんだ。うわ〜恥ずかし。同じ班^{はん}の子たち、気づくかな。まあ、前髪で隠れるから大丈夫か。

　触ってみて初めて、痛みがあることに気づいた。

　こんなことがよくある。小さいときから、あちこちぶつけても平気で遊んでいる私を見て、親は「大ざっぱすぎではないか？」と心配していたらしい。

　それにしても、このコブ……。かなりひどいなあ。明日には目立たなくなっているといいのだけど……。

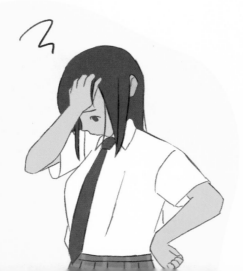

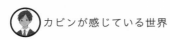カビンが感じている世界

どうしてこんなに至近距離!?

「起立！　礼！」

「ありがとうございました〜」

　授業が終わり、理科室を出ようとしたそのとき、ペンケースにしまい忘れた消しゴムが床に落ちて、ドンマちゃんの足元に転がっていった。

「カビンくん、消しゴム落としたよ！」

「あ、ありがと……」（！）

　ドンマちゃんの顔が、僕の目の前に！

　ド、ドンマちゃん、距離感バグってる。どうしてこんなに至近距離なんだ？

　そう思うけど、心臓がドキドキして身動きができない僕は、ドンマちゃんの顔を見つめるしかできなかった。おでこのコブが痛々しいな。本当に大丈夫なのかな？

　僕は触覚も過敏で、人が急に近づいてきたり、体を触られるのが好きではない。ゾワッとする。でも、この胸のざわつきは感覚過敏のせいだけではないかもしれない。

　そういえば、ドンマちゃん、僕の名前、覚えてくれてたな。ちょっとうれしいな。でも、お礼は言えないままだ。

私たちの「気持ち」と「感覚」はつながっている

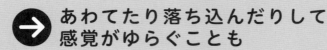

➡ あわてたり落ち込んだりして感覚がゆらぐことも

　私たちは、目から取り入れた視覚情報を脳で処理することにより、対象物の大きさや距離、角度などを判断します。それによって、対象物に近づいたり離れたり、ものを持ち上げて動かしたりできます。また、人と人との関係では、総合的に関係性や状況を判断して、相手との間の物理的な距離を調整することもできます。

　しかし、あわてていてタンスの角に足の小指をぶつけて痛い思いをするなどということはよくあります。これは、脳の注意機能を別のことに使っていて、周囲へ意識が向けられなかったからだと考えられます。

このように、感覚に過敏や鈍麻などの特性を自覚していない人でも、状況しだいでは過敏や鈍麻のような状態になることはあるものです。

　また、落ち込んだときなどに空腹を感じないケースもあります。つまり、感覚の感じ方（知覚）は状況や体調により揺れ動くものであり、どこからどこまでが「正常」で、どこからが「過敏・鈍麻」などの境界はないのです。

　感覚自体に「いい／悪い」はないということ、そして社会で生活する上で、ある特性を持つ人が困り感を強く抱え、学校や会社に行けなかったり、人と会うことを苦手と感じたりする場合があるということを、私たちは知っておきたいですね。

　ちなみに、エピソード４でドンマちゃんは、壁にぶつかったり、カビンくんに近づきすぎたりしています。感覚鈍麻の人は自分のボディイメージや対象物との距離をうまくつかめず、何かにぶつかったり、相手が想定している距離よりも近づきすぎてしまうことがあります。周りや本人がこのことを知らないと、人間関係でトラブルを抱えてしまうこともあります。

感覚って
目には見えない。
「見ただけ」じゃ
わからない世界

外見だけでジャッジせず
一歩立ち止まって考えてみよう

　p22の解説で、「感覚は一人ひとり違う。けれど、社会は、平均的な感覚の人に最適化(さいてきか)する形で作られている。だから、そこに当てはまらない人もいる」とお伝えしました。

　平均的な感覚で作られた社会というのは、なるべく多くの人が問題なく適応(てきおう)できるように、だいぶ大ざっぱに作られているので、感覚が過敏だったり鈍麻だったりする人は、合わせるのに苦労することがあります。

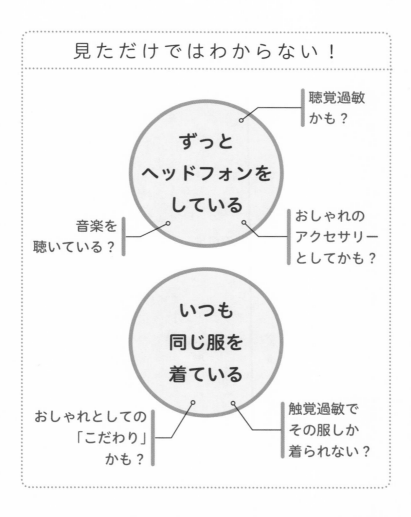

見ただけではわからない！

ずっと
ヘッドフォンを
している

聴覚過敏
かも？

音楽を
聴いている？

おしゃれの
アクセサリー
としてかも？

いつも
同じ服を
着ている

おしゃれとしての
「こだわり」
かも？

触覚過敏で
その服しか
着られない？

　そして、感覚の特性がある人は、特性そのものによる困難だけでなく、困難を回避しようとすることで別の困難を抱えてしまう場合もあります。

　たとえば、初めて会ったときにずっとサングラスをして

いる人に対して、「この人、なんだか失礼な人だな」と感じたとしましょう。でももしかしたら、その人は視覚障害があり、サングラスを外せないのかもしれません。でもそのことを知らないと、人間関係に影響が出てしまう場合があります。

　ずっとヘッドフォンをしている人も、それが音楽をずっと聴いていたいからなのか、おしゃれのためなのか、あるいは聴覚過敏があってノイズキャンセリング機能のあるヘッドフォンが外せないのかは、見ただけではわかりません。

　いつもいつも同じ服を着ている人は、おしゃれの意味でそのかっこうにこだわっているわけではなく、もしかしたら触覚過敏で決まった服しか着られないのかもしれません。

「なぜ、この人はこういう行動をするのだろう？」と疑問に思ったときは、人の感覚には大きな幅があり、一人ひとりが感じている世界はとても多様なのだということを思い出し、相手の立場に想像力を働かせてみるとよいでしょう。

　そうすると、「ああ、こういう理由だったんだな」「僕は大丈夫だから、この環境が苦手な彼に合わせて環境を変えよう」といった対応につなげていくことができます。

2章

感覚の世界 × 困りごと

世界は刺激に
あふれている。
音は痛くて、
光は目に刺さる。
中でも歯科医院は、
刺激の
フルコンボだ。

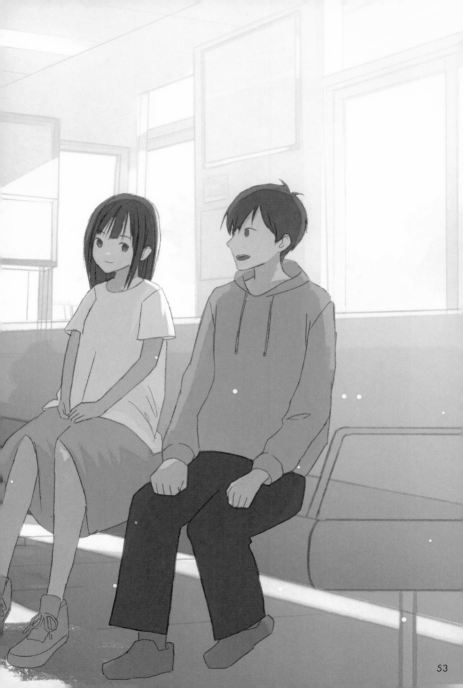

歯科医院は苦手！
五感すべてが拒否反応

世界は刺激であふれてる！

「あれ？　ドンマ……ちゃん……？」

「あ、カビンくん！」

びっくりした。すごい偶然（ぐうぜん）だ。

　ここは家の近所のデンタルクリニックの待合室。学校の歯科検診で虫歯があると言われていたけど、ずっと逃げてきた虫歯治療（ちりょう）。

　ついに母に「いいかげん行きなさい！」と怒られてしぶしぶやってきた。まさか、ドンマちゃんに会うなんて。

　ただでさえ歯科医院は緊張するのに、なんかへんな汗が出てきた。

　感覚過敏の僕にとって、歯科医院は恐怖でしかない。苦手なものが多い僕の中でもトップクラスだ。

　つらいところを説明するとキリがない。

まず、治療台のライトのまぶしさ。

　そして独特なニオイ。

　待合室にも聞こえてくる、キーンというドリルの音。

　フッ素などを塗られているときのニオイや味、ゴム手袋
の感触。

　それでもって、痛い。

「みんなも痛いから」って言われるけど、感覚過敏をなめ
んなよ。その辺のやつらが思う痛いとはレベルが違うんだ！

　小さい頃は歯科医院でパニックになってしまい、治療が
できなかったこともあった。

　ああ、どうしよう。怖い。逃げたい。

　だんだん気分が悪くなってきた……。

「偶然だね。カビンくん。家、この近くなの？」

　そう話しかけられたけど、治療前の恐怖と気分の悪さで
言葉が出てこない。僕は、ドンマちゃんのおでこのコブが
青黒いアザになっているのを横目に見ながら、ようやく言
葉を絞り出す。

「う、うん。そう。歩い、て……５分くらい？　かな（汗）」

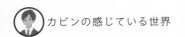カビンの感じている世界

　中学生にもなって歯科医院が怖いなんて恥ずかしくて言えなかった。けれど、認めるしかなかった。

「カビンくん、繊細（せんさい）なんだね。私はね、よく人からびっくりされるんだけど、痛みとかあまり感じないから、虫歯治療も痛くないし、歯医者さんが怖いと思ったことはないんだよね」

　え？　今なんて言った？　痛みを感じない？

「虫歯の痛みもわからなくて、かなりひどくなってからやっと気づく感じ。だから、いつも虫歯の治療が大変なんだ〜」

　他人から見たら大袈裟（おおげさ）って言われるくらい、痛みで泣いたり暴れたりしてきた僕とまったく逆じゃないか。
　こんな人もいるんだと、新たな発見と同時に感心してしまった。

　僕は、感覚過敏で苦労していることを、ドンマちゃんに打ち明けた。

「へえ、そうなんだ。それは大変だね。私はその苦労はわからないけど、ちょっと感覚がみんなと違うってことでは、私たち似た者同士かもね」

　おでこのコブを撫でながら少し照れたように話す彼女の姿に、僕は、緊張が少し和らいだ気がした。

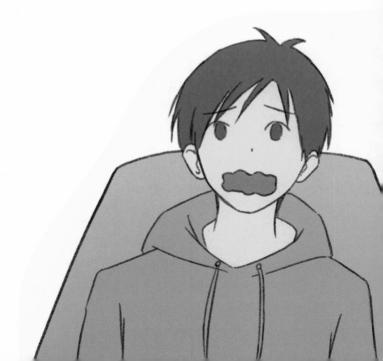

感覚について、もっと詳しく知ってみよう

 感覚過敏のある人にとって歯科医院はつらすぎる

「私は歯医者さんが大好き！」という人を見かけることは、少ないのではないでしょうか。

　歯科医院で治療を受けるときは、ずっと口を開けた状態でまぶしいライトに照らされながら、キーンという恐ろしい音を立てる器具で歯をガリガリ削られたり、歯茎に注射されたり、何かを歯茎に塗りつけられたりするのをじっと我慢していなくてはなりません。

　誰にとっても心地よい体験ではありませんが、もしもこれらの一つひとつの刺激が100倍の強さだったとしたら

どうでしょう。あなたは耐えられるでしょうか？

　感覚過敏の人たちにとって、歯科医院はあらゆる刺激にさらされる場所です。

　診察台のライトは「視覚」、器具の音や治療室のざわめきは「聴覚」、薬品のニオイは「嗅覚」、消毒液などの味は「味覚」、口の中を触られたり歯科医の先生との距離の近さは「触覚」、そして麻酔や治療は「痛覚」と、身体中の感覚器から雪崩のように一気に刺激が入り込んできて、パニックになったり、体調を崩してしまう人もいます。

　特に小さい子は、自分の状態をうまく言葉で説明できないので、エピソード5のカビンくんの子どもの頃のように、泣き叫んで治療を受けられない子もいます。

　感覚過敏の人がなぜ刺激を強く感じるのかというメカニズムは、先にお伝えしたようにまだ解明されていませんが、強すぎる刺激や、多すぎる刺激がある場では、耐えられないほどつらい経験をする人がいるということはわかっています。

　一方、感覚鈍麻の人は痛みを感じづらい場合があり、ドンマちゃんのように、虫歯に気づかず悪化させてしまうこともあります。

痛いものを身に
つけるより、
寒い方が
はるかにマシ。

凍えるような
寒さの中で、
コートが不快（ふかい）な僕に
「そもそも寒くない」
とドンマちゃんは
笑ってくれた。

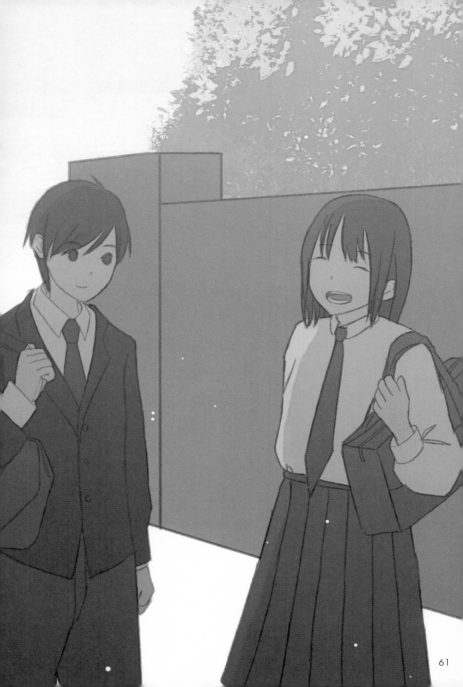

いつだって薄着な二人
その理由は違うけれども

ワイシャツコンビ、誕生

「ひゃー！ 風が冷たい」

　ドンマちゃんと歯科医院で偶然会って、お互いの「感覚」について打ち明けあった日から半年が経った。

　似た者同士的な親近感を彼女にもったけれど、あの日以来、二人だけで話す機会もなかった。

　朝晩の空気の冷たさが身に染みる。

　道ゆく人は、コートにダウンジャケットにマフラーに……と完全防寒スタイルだ。

　僕はというと、春の姿と変わりなくブレザーの制服のみ。寒いからといってたくさん着込むということはないし、学校指定のコートも買ってはあるけど一度も着たことはない。

　毛糸のセーターやマフラー、手袋、フリース、重い上着など、冬用のあたたかいアイテムが苦手なのだ。

僕は私服のときも、春夏秋冬、だいたい同じようなかっこうをしている。

　着られる服が極端に少ないのでたいてい同じになってしまうということもあるし、「寒さ」と「服の不快さ」を天秤にかけたら、圧倒的に「服を着る不快さ」のほうが大きいからだ。

　痛かったり、気持ち悪かったりするものを身につけるよりは、寒いほうがはるかにマシ。

　だから、家では真冬でもランニングシャツにボクサーパンツ、裸足で過ごすことが多い。真夏の海辺にいる少年のような姿だ。

　たまに親に「手が紫色になってるよ」と言われて、「あ、あたためなきゃ」と思ったりはする。

　ちなみに僕は、真夏の外出は長袖だ。
「夏に長袖!?」と言われることもあるけれど、半袖シャツの袖の部分が腕に触れる感覚が苦手だし、電車の中で誰かと肌が触れ合うのも耐えられないから。

　薄手の長袖シャツではなく、実は冬と同じけっこう厚手のパーカーを着ている。

　家の中では下着姿で過ごす僕は、冬は「見てるだけで寒い」と言われ、外出時は季節関係なく厚手のパーカーを着るので、夏には「見ているだけで暑い」と言われる。

　季節感がバグった矛盾（むじゅん）した服装をしているけれど、自分の快適さは自分で選びたいんだ。

　寒さに震えながら校門に向かう道を歩いていると、コート軍団の中に一人、ワイシャツにスカートという季節外れな薄着で歩いている女子がいた。

　ドンマちゃんだ。

　そうか、ドンマちゃん、痛みと同じく「寒さ」も感じにくいって言ってたな。

　教室に入り、ブレザーを速攻（そっこう）で脱いで一息つく。ほんと、制服、つらいな。

　黒々とした冬服を着込むクラスの中で、まぶしいほどに白いワイシャツ姿の生徒が二人いる。ちょっと目立つかもしれない。僕とドンマちゃんだ。

　「ねえ、寒くないの？」と友達に聞かれ、なんでそんなこと聞くの？　というような表情で「全然」と答えているドンマちゃん。

　いや、やっぱり浮いてるかも、僕たち……。

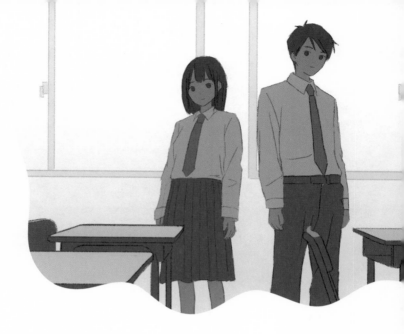

　これをきっかけに僕たち二人は、「ワイシャツコンビ」と
呼ばれることになり、ドンマちゃんと会話する機会も増え
ていった。

　学校生活の刺激の中で、なんとか耐え抜いた１年が終わ
ろうとしている。

「どうして冬でも薄着なの？」その理由は一つじゃないよ

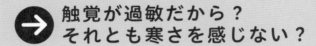 触覚が過敏だから？
それとも寒さを感じない？

　何かに触れる・触れられる感触、振動（しんどう）、温度、痛み……これらの感覚はすべて「触覚」という感覚に分類されています。

　私たちは、触覚を体のさまざまな部位で感じ取っています。その中で最も大きな感覚器は「皮膚（ひふ）」です。特に手の皮膚には、体の中でも最も多くの触覚受容器（じゅよう）が集まっています。手は何かを持ったり動かしたりするだけでなく、感覚器としても重要な働きをしているのです。

　触覚受容器で感じ取った刺激は電気信号となり、神経、脊髄を通って脳に送られ、最終的に大脳で「触覚」とし

て認識します。

　全身の皮膚は、常に外界から多くの刺激を受け取っていますが、その刺激を私たちはいつも意識しているわけではありません。たとえば、体が動いたときに服の生地と肌がこすれても、それを意識することはほとんどありません。
　ところが触覚を強く感じる感覚過敏の人は、エピソード6のカビンくんのように、毛糸やフリースなどの素材を気持ち悪く感じたり、着られる服が限定されたりします。
　カビンくんの場合、衣類の不快感が強いので、季節に合わないけれども自分にとって快適な服装を選んでいます。一方、温度刺激を強く感じる感覚特性のある人は、気温の暑さや寒さを「熱さや冷たさ」として「痛み」に感じる場合さえあります。

　反対に感覚鈍麻の人は、寒さや暑さを感じづらいので、ドンマちゃんのように季節外れの服装をする場合があります。周りの人はびっくりすることがありますが、本人には特に不都合はありません。
　「快適」の基準は、人それぞれ違うのです。

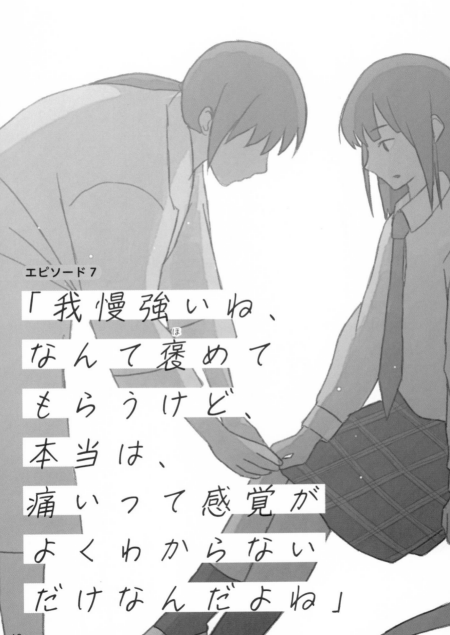

エピソード 7

「我慢強いね、
なんて褒めて
もらうけど、
本当は、
痛いって感覚が
よくわからない
だけなんだよね」

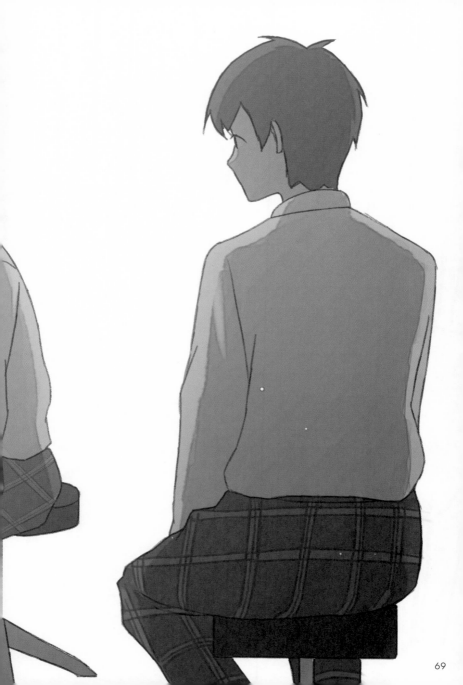

「痛みを感じない」それって 我慢強い？それとも鈍感？

保健室に逃げ込んだら、そこには……

まただ。いつもの頭痛だ。休み時間になると教室の騒がしさで必ずといっていいほど頭が痛くなる。

2年生になった僕は相変わらず学校生活のさまざまな場面で苦労している。

制服の肌触り、照明のまぶしさ、給食のニオイや味など数多くの刺激の中で、「逃げ場がない」という意味では、聴覚が一番つらいかもしれない。

特に休み時間は、あっちからもこっちからも元気で賑やかな声や音がいっせいに耳に押し寄せてきて、音の洪水の中で身動きが取れなくなったように苦しくなる。

クラスの子が話しかけてくるけれど、その声と周囲の騒がしさが同じような音量で耳に届くから、彼らがなんと言っているか聞こえない。

耳が聞こえているのに、言葉を聞き取れない。

それを相手には言いづらくて、いつも適当に返事をしたり、とりあえず雰囲気に合わせて笑っておくけれど、周囲の人と心の底から一緒に笑いあえないことに孤独を感じる。

　休み時間の騒がしさと孤独感から逃れるように教室を抜け出して保健室に向かった。
　失礼します、とドアを開けると、先客がいた。ドンマちゃんだ。
　わあ！　足から血がたくさん出てる！！！

「どうしたの!?」
「さっき階段で転んじゃって。血が出てることぜんぜん気づかなかったんだけど、廊下に血痕を残しながら歩いてたらしくて。みんなが『事件だ！』って騒ぎ出してから気づいたの（笑）」

　保健室の先生に傷口を手当てしてもらっているドンマちゃんを見ていたら、自分が調子悪かったことも吹き飛んでしまった。
「……ずいぶんひどく切ったんだね……痛くないの？」
「うん。痛くはない。私、よく怪我するんだけど、だいたい、自分で思ってるより重症なんだよね〜（笑）」

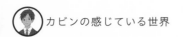

　笑いながら話すドンマちゃん。血を見てびっくりした僕の方が、痛みを感じる。想像力豊かな僕は、人の怪我で痛みを感じてしまうことがある。

「ほら私、前にカビンくんに話したかもしれないけど"痛い"って感覚がイマイチよくわからなくてさ。物にぶつかったり転んだりしてびっくりすることはあるけど、そのときは痛くないんだ。傷やアザになっているのを見て初めて『あ、痛いかも』と思うくらいで」
「そうなんだ……」
「特に、急いでいたり、何か別のことを考えていたりすると、まったく気づかないこともあって」

　ドンマちゃんは、続けて昔のエピソードも教えてくれた。なんでも小学生の頃は、遊んでいて骨が折れたことにさえ気づかず、「なんだか歩きづらいな」と感じながらそのまま帰宅し、帰ってから大騒ぎになったこともあったそうだ。

　あらゆる刺激に弱い僕から見たら、武勇伝って感じでかっこいいなーとすら思う。でも、もしもどこか痛めているのに気づかずに悪化させてしまったら、大変なことになるよね……。

ドンマちゃんは、人からは「我慢強い」と褒められるけど、本人はしっくりきていないそうだ。

　痛みに強い代わりに、知らず知らず怪我や体調不良を悪化させてしまうかもしれないドンマちゃんと、そもそも刺激を受けないよう逃げるように細心(さいしん)の注意を払いながら生活している僕。

　どっちもちょっとずつ不便さを抱えながら、生きている。

　2年生もドンマちゃんと同じクラスになった。もう少し、彼女のことを知りたい。

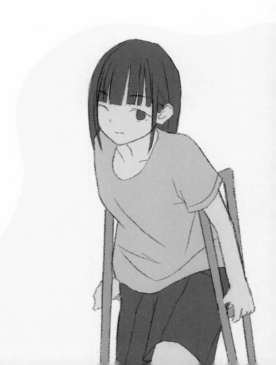

賑やかで楽しい休み時間も、聴覚過敏があると「休めない」時間

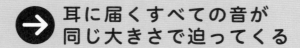 **耳に届くすべての音が同じ大きさで迫ってくる**

　授業の合間の休み時間は、友達とおしゃべりをしたりしてほっと一息つける時間。ところが、感覚過敏のある人にとっては、授業中よりも休み時間のほうがつらい、という場合があります。

　なぜなら、休み時間になると教室中が賑やかになり、たくさんの音の刺激に取り囲まれる状態になってしまうからです。

　聴覚の感覚器である耳はたくさんの音を同時に受け取っており、脳ではそれらの聴覚刺激に優先順位をつけ

て聞き取っています（例：雑踏の中で会話している相手の声を聞き分けるなど）。しかし、感覚過敏の人の中には、聞き取る音の優先順位をつけることが苦手で、すべての音が同じ大きさで聞こえる人もいます。そうするとカビンくんのように、休み時間に友達の声が聞き取れず悲しい思いをする、といったことが起こります。

　友達は、「なんだか無愛想だな」とか「付き合いが悪いな」と思うかもしれませんが、それは感覚特性によるものかもしれません。

　エピソード7では、ドンマちゃんがひどい怪我をしてしまいましたが、本人は怪我をしていることになかなか気づきませんでした。

　これは感覚鈍麻の人の代表的な困りごとの一つです。痛みへの反応が少なく、怪我をしていることに気がつけません。また、熱や体の不調も感じづらく、治療を受けたり休みを取ったりといった適切な対応が遅れてしまうことが起こります。

　知らず知らず体調を悪化させる危険があるので、大事に至らないよう、本人だけでなく、周囲の人がよく気をつけてあげる必要があります。

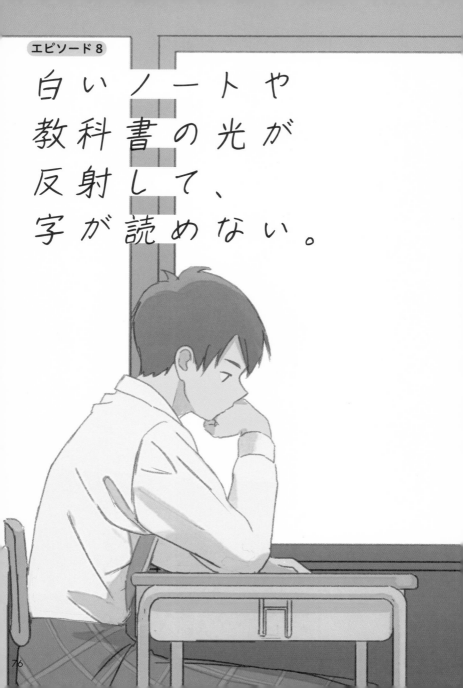

エピソード8

白いノートや
教科書の光が
反射して、
字が読めない。

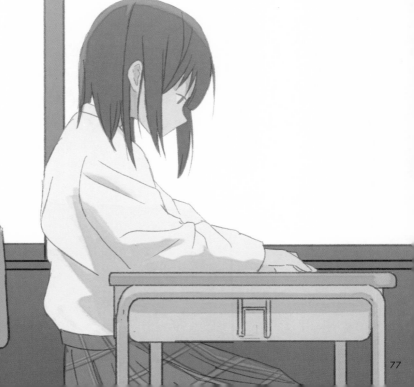

校庭の声と、
授業の声が
テレビの
副音声のように
入り混じる。

席替えでハッピー！
でも窓際は困るんだ

真逆なようで、似ている僕ら

席替えがあり、中学に入ってから初めてドンマちゃんと前後の席になった（やった！）。

……と思ったのも束の間。
ダメだ……まぶしいな、この席。

一番窓際の列の、一番前（ドンマちゃん）と２番目（僕）。校庭を見渡せるこの席は、日差しが暖かくてぼーっとするには最適だ、と思っていた。

でも実際には、太陽光は思っていたよりきつかった。
黒板に光が反射して字が読めないし、白いノートや教科書は、光の反射でさらにまぶしくて、何が書いてあるか読めない。
おまけに、開け放した窓から校庭で行われている体育の授業の声が絶え間なく聞こえてきて、先生の声に集中でき

ない。

　もう、勉強どころじゃない。座っているだけで精一杯だ。

　窓とカーテンを閉めれば少しはマシになると思うけど、ほかの人は特になんとも思っていないみたいだから言い出しづらい。
　ここが学校じゃなかったら、頭からフードをすっぽりかぶってすぐさま音も光も防御するのに。それか、帽子とサングラスをかけて授業を受けるとか。いや、そんなことをするくらいなら先生に事情を言って席を替えてもらった方が早いだろう。

　あえて選ぶなら、教室で一番マシなのは教室の真ん中の一番後ろの席だ。なぜなら、そこは校庭の大きな木の影になって直射日光が当たらないし、黒板からの距離もあり、反射が気にならないから。
　窓さえ閉めておけば外の音も聞こえず、一番後ろなら、背後からの突然の音を気にして授業中びくびくすることもない。

　やばい。まぶしくて目を開けていられない。めまいを起こしそうな予感がする。限界かもしれない。

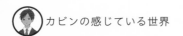

　席替えしたばかりだけど、先生に言って替えてもらおうか——。

　そんなことを考えながらふと前の席を見ると、ドンマちゃんが、「はあはあ」と苦しそうに肩で息をしている。どうした？何事だ？

「ドンマちゃん、大丈夫？」

　振り返った彼女の顔を見てびっくりした。真っ赤だ。しかも、汗も大量。

「ドンマちゃん、暑いんじゃない？」

「え？　あ、そうかも」

　教室を見渡すと僕とドンマちゃん以外はみんな半袖になっていた。

　感覚鈍麻のドンマちゃんは、寒さだけじゃなく、暑さもあまり感じないそうだ。喉が渇いていても気づかず、水を飲んで初めて、「あ、喉が渇いていたんだ」と気づくという。

　それってまずいんじゃないか？　この席にいたら熱中症になるよ。それに、たぶん、今日は水も飲んでないんだろうな。

　僕は心配になって、

「休み時間になったら、すぐにお水飲んだ方がいいよ」

　と小声で言うと、

「りょーかい……」

力のない声で、ドンマちゃんが返事をした。本当は今す
ぐ水を飲んだほうがよさそうだけど、とりあえずブレザー
を脱いだドンマちゃんを確認して少しほっとした。

　僕たち二人は、感覚が「過敏」と「鈍麻」で真逆のよう
にも思えるけれど、苦手な場所やシーンは意外と共通して
いる。直射日光でまぶしくて授業に集中できない僕と、暑
さを感じなくて体調変化に気がつけないドンマちゃん。
　さて、二人で先生に席替えを相談するか、カーテンを閉
める相談でもしに行こうか。授業が終わったら、ドンマちゃ
んにまずは相談してみよう。

　できれば、このまま近い席でいたいけど。

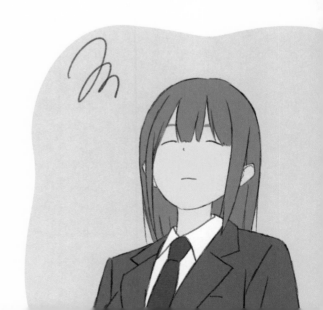

「晴れた日の窓際
は気持ちいい」
それって
誰でもそうかな？

 ## 視覚過敏がある人は
「まぶしさ」で体調を崩すことも

　私たちの脳は、「何かを見る」ために、常に膨大な量の
情報処理を行っています。

　視覚の受容器である「目」から入った情報は、眼球内
の複雑な仕組みを経て電気信号となり、視神経を通り、
最終的に脳の視覚野と呼ばれる部位に運ばれ、色、形、
方向、動きなどを判断します。さらに、受け取った情報
をこれまでの経験や記憶と結びつけて対象物を判断する、
ということまで瞬時に行っています。

　自分自身は特に何かを見ている意識がなくても、ぶつ
からないように歩いたり、階段を登ったり、知っている

人に会ったらあいさつできるのは、脳が無意識のうちに視覚情報を処理・判断しているからです。

このように、「見る」こと一つをとっても、大量かつ複雑な情報処理が行われており、人によって情報処理のしかたにバリエーションが生まれることもあると考えられています。

そのため、一般的に「よい環境」と思われている環境も、感覚特性のある人には心地よい環境ではないかもしれません。

たとえば、視覚過敏がある人が明るい窓際の席に座ると、光をことさら強く感じ、まぶしくて目が開けられなかったり、体調が悪くなったりする場合もあります。

感覚鈍麻の特性がある人は、直射日光を浴び続けることによる暑さや喉の渇きに気づかないことで、いつのまにか体調不良になってしまう場合もあります。

学校など集団生活の場では、サングラスをかける、カーテンを引いて遮光（しゃこう）する、陽（ひ）の当たらない席の人と替わるなど、感覚特性のある人への配慮（はいりょ）を行い、誰もが無理なく過ごせる環境を作ることが必要です。

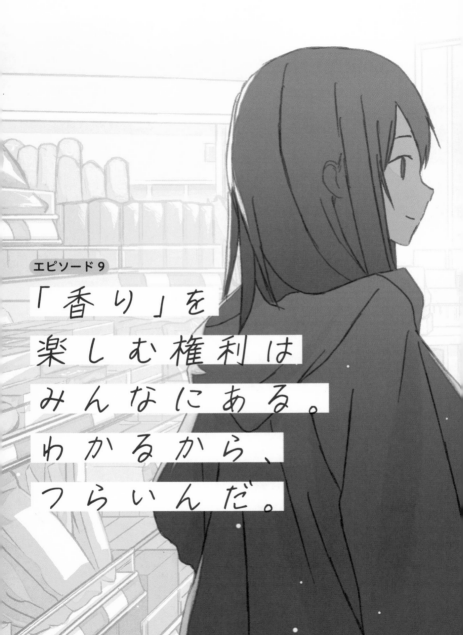

エピソード 9

「香り」を
楽しむ権利は
みんなにある。
わかるから、
つらいんだ。

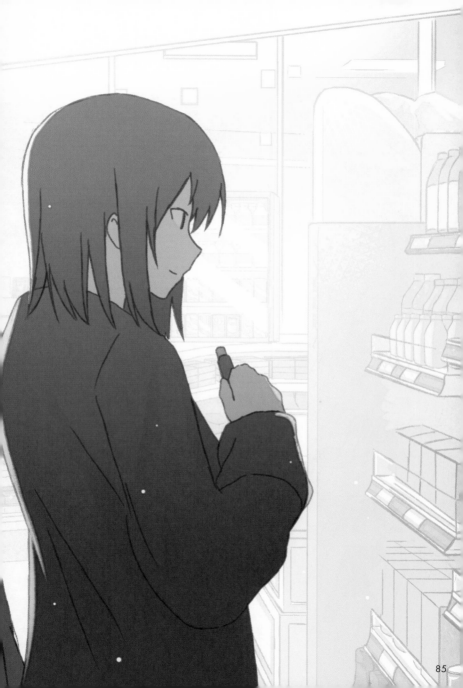

できることならニオイの しない世界に住みたい

誰かの快は、誰かの不快!?

　TikTok や Instagram で、ヘアカットのビフォーアフターの動画をよく見かける。人って髪型一つですごく変わるんだな。

　僕は美容室に行っても最後のスタイリングは断ってしまう。整髪料（せいはつりょう）のニオイで気持ち悪くなりそうだから。でも、僕だって人生で一回くらいは"ワックスで毛先を遊ばせる"っていうのを、やってみたい！　かっこいい髪型をしてみたい！　そう思って初めてスタイリングまでしてもらった。

　結果は……最悪だった。
　髪につけたワックスが気持ち悪すぎて、家に帰って急いで洗い落とした。

　触覚が過敏な僕は日焼け止めとかクリームを肌につけるのが苦手だけど、髪に何かついている感覚がこんなに気持

ち悪いとは知らなかった。でも、この挑戦に後悔はない。

　体調優先とはいえ、変わり映えしない自分の日常に、ちょっと飽きているのは確かだ。

　洋服だっていつも同じものばかり着ているし、クラスの女子たちが推し活しているK-POPアイドルみたいな恰好も髪型も、一生できないかもしれない。

　僕だって、おしゃれしたいし、かっこいいとか言われたい。モテたい願望は人並みにある。

　今、学校で困っているのは、推しと同じ香水を使う……という「香りの推し活」だ。推しのイメージで作ってもらったオリジナル香水も流行っていて、みんなで互いの香りを嗅ぎ合って盛り上がっている。

　嗅覚過敏の僕にとってはちょっと迷惑な盛り上がり方だ。

　前の席のドンマちゃんも最近は朝からお気に入りの香水をつけてくる日が多い。

　そして困ったことに、ドンマちゃん、香水つけすぎなんだよな。あきらかにほかの女子より香りが強い。ちょっとつけるというよりも、全身にふりかけているような感じで強烈ににおう。

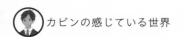

　もしかして、不器用でよく手元が狂うと言っていたけれど、分量もよくわかってないんじゃないかな？

　今日もそうだった。
「カビンくん、おはよっ」
　ドンマちゃんが勢いよく席に座った途端、僕の顔めがけて香水のニオイがバーッと舞い、思わずのけぞってしまった。
　あ、まずい！　失礼な態度かもと思った僕は「そうだ！図書室に本忘れてきた！」とその場から逃げ出した。本当は図書室なんて行ってないけど。

　香水に限らず、周囲の人の服から香る柔軟剤のニオイとか、担任の先生の化粧品のニオイもダメだし、体育のあとにみんな制汗スプレーとか、汗拭きシートとか使うのも本当に臭くていやだ。
　でも「臭い」なんて相手に言うのは失礼だから我慢する。それでも、思わず顔や態度に出てしまう。こうやって小さな失礼、小さな壁を積み重ねてしまうのかな。

　ニオイのしない世界に暮らしたいけど、現実には無理な話だ。そもそも誰しもが、香りってものを楽しむ権利があると思う。

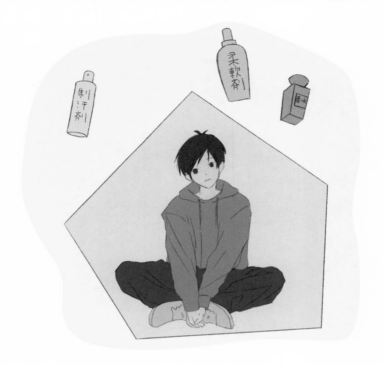

　だから「香水つけないで」とか「ニオイ出さないで」と
言うのは自分の都合であって、誰かが「好き」って言って
いるものを否定したり不快に思う自分自身がすごくいやだ。

　人の楽しみに水を差すような僕の反応。こんな瞬間が、
一番、自分で自分を否定したくなる。

　ドンマちゃんにも「その香水、いい香りだね」と話しか
けて、彼女のちょっと照れた笑顔を見たいのにな。

「いい香り」?
「いやなニオイ」?
同じ「香り」でも
感じ方は人それぞれ

 ## 嗅覚は記憶や感情と
密接に関わっている

　私たちは、建物の中で焦げ臭いニオイがしたら、「火事!?」と危険を察知できます。腐ったニオイや刺激臭のする食べ物や飲み物は決して口にしませんし、反対に、いいニオイのする食べ物には食欲をそそられます。

　このように、「嗅覚」は私たちの生存に密接に結びついている感覚と言えます。

　また、子どもの頃よく嗅いでいた香りを嗅ぐと当時を思い出したり、陽に干したふとんの香りで幸せな気持ちになったりした経験はありませんか？　実は「嗅覚」は

五感の中で唯一、脳の大脳辺縁系に直接つながっています。大脳辺縁系は感情や記憶、欲望をつかさどる部分。そこに香りの情報を処理する「嗅球(きゅうきゅう)」があるため、記憶や感情がニオイと密接に関わると考えられます。

　嗅覚独特のこうしたメカニズムは、感覚過敏の人の感じ方や困りごとを増幅させているかもしれません。

　苦手なニオイは強く記憶され、さらに激しい拒否反応や嫌悪感(けんお)となるとも考えられるからです。

　また、はじめは慣(な)れないニオイでも、しばらくすると気にならなくなることがあります。これは、脳が「このニオイは問題ない」と判断して、神経細胞に対して興奮を抑制(よくせい)する指令を出しているからだともいわれます。

　ドンマちゃんは、嗅覚にも鈍麻があり、自分自身は香水の香りを感じ取りにくいので、通常より使用量が多くなっているのかもしれません。

　エピソード9でカビンくんも悩んだように、ニオイはデリケートな問題を含み、「臭い」「苦手」とは表明しづらいものです。マスクをするなどで自衛(じえい)をする方法もありますが、それには限界があり、実際には、つらかったらその場を離れるしかありません。香水や芳香剤などを使う際は、周りへの影響を常に意識していたいものです。

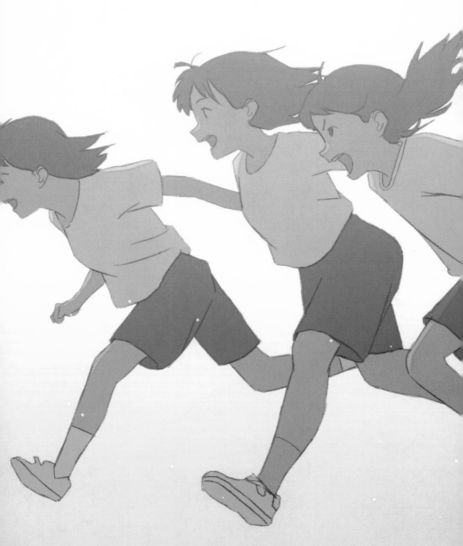

私は、
運動会は好き。
でも、
本当はもっと
速いはずなんだ。

脳が全身に
「走れ！」の
命令を出すのに、
どうしてこんなに
時間がかかるの？

感覚の世界で読み解く 「運動会」ってどんな時間？

 カビンが感じている世界

ピストルのスタート音が耳をつんざく！

　パンッ！

　耳の中で何かが爆発したような音がして、一瞬、目の前が真っ白になった。

　横一列に並んでいた四人の背中が視界に入り、やっと僕もスタートを切った。

　運動会。100m走だ。

　体が軽いせいもあるのか、僕は小学生の頃から走るのはけっこう速い。特に短距離が得意で、スポーツテストなんかでは毎年よい記録を出している。

　でも、運動会ではその実力を出せたことがない。ピストルの音は恐怖でしかない。

　ピストルの破裂音は鋭い刺激となって耳に飛び込み、鳴っ

た瞬間、僕は体が硬直し、身動きできなくなってしまう。だからどうしてもみんなよりスタートが一拍遅れる。

　くそっ。やっぱり出遅れた。加速をつけてコーナーを回る。一人、二人。追い上げもそこまでだった。3着でゴールイン。普通に声とか、せめて笛でスタートの号令をかけてくれれば、もっと速いのにな。悔しいな。

　そもそも運動会は、感覚過敏の僕には過酷なイベントだ。スピーカーから割れるような音で流れる音楽やアナウンス。大勢の人のざわめき、話し声、声援。全身にまとわりつく砂ボコリ。さえぎるもののない太陽光。体育倉庫から出した備品のニオイ。

　競技に参加しているときは、集中しているからまだいい。一番つらいのは、ほかの人の競技を見ている時間帯だ。クラスメイトと密着するような近さでずっと同じところに座って、ひたすら音や光に耐えなくてはいけない。逃げ場も、気を紛らわせるものもない。本当は、お気に入りのパーカーのフードをかぶってノイズキャンセリングイヤホンをして情報を遮断し、気持ちが落ち着く音楽でも聴いてやり過ごしたいくらいだ。

　すべてが終わるまで、あと3時間。我慢だ。

カビンとドンマが感じている世界

 ドンマが感じている世界

出遅れてしまうのは、反射神経が鈍いから!?

　走るのが好き。踊(おど)るのも好き。だから運動会は、学校行事の中でもかなり好き。おとなしく教室で席に座ってなくていいってだけでシアワセ。

　全員参加の100m走。いよいよ私の出番だ。
　声援に応えてスタンバイ。
「位置について。ヨーイ……」
　パン！
　あ。あれ？　早くない？　ピストルの音と同時に、周りは飛び出していた。明らかに遅れた。

　気持ちの上では、すぐに飛び出そうと思っている。でも、「パンッ！」という音を耳で聞いて、脳が全身に「走れ！」と命令を出すまでの時間。それが、私は人よりちょっと時間がかかっている気がする。聴覚と筋肉(きんにく)がダイレクトにつながっていないというか……。
「がんばれ、がんばれ！」
「ドンマ、速い！」
　スタートは遅れたけど、一位になれた。
　走るのは、一人でできるから気楽だ。だけどバスケやソ

フトボールのようにボールや道具を使ったり、チームプレーをする競技だと本当にうまく体が動かなくてチームの足を引っ張ってしまう。運動が苦手って印象をみんなに持たれているかもしれない。それがちょっと悲しい。体を動かすことはけっこう好きだし、足だって速いのに。

　そういえば、さっき、カビンくんもワンテンポ遅れてスタートしていたな。クラスで一番速いはずなのに、一位じゃなかったみたいだし。
　あとで「おつかれ」って声をかけてみようかな。

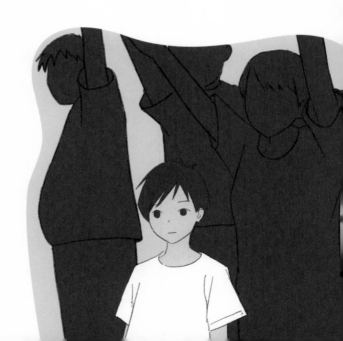

運動会で実力を発揮できない！その理由は感覚特性にあるかも

→ 徒競走のピストル音にうまく反応できない理由

　感覚過敏のある人は、学校行事などいつもと違う状況では人一倍ストレスを感じ、疲れてしまうことがあります。

　運動会はさまざまな強い刺激に満ちており、感覚過敏の人にとってはつらい状況です。周囲の応援の声、スピーカーから流れる音楽やアナウンス、そしてとりわけ徒競走のピストルの破裂音は、聴覚を激しく刺激します。

　一方ドンマちゃんも、耳ではピストル音をとらえているのに、スタートが遅れてしまいました。これは、感覚

鈍麻があるために「音が聞こえづらい」「音の情報を電気信号として脳に届けるのに時間がかかる」というわけではないかもしれません。

　この場合は「感覚の統合」がうまくいっていない可能性があります。

　感覚の統合とは、私たちが体の五感を通して絶え間なく受けている多くの刺激を整理・統合して計画を立てる脳の働きです。

　私たちは感覚の統合が働いて初めて、「適切な体の動き」を取ることができます。たとえばコップを持ち上げようとしたとき、私たちは、目でコップを認識し、距離や大きさ、形をとらえ、重さを予測し、それらの情報を統合し、適切な力加減の調整で筋肉を動かして手を伸ばしてコップに触れ、適切に力を入れて持ち上げることで初めてコップを手に取ることができます。このような一連の動作がうまくいかなくなることの理由には、「入力」「統合」「計画」「出力」などいろいろな部位の機能の特性や問題が考えられます。

　カビンくんもドンマちゃんも、感覚の特性が原因で、せっかくの実力を出せませんでした。画一的な環境の中では、能力が発揮しにくい人も出てきてしまうのです。

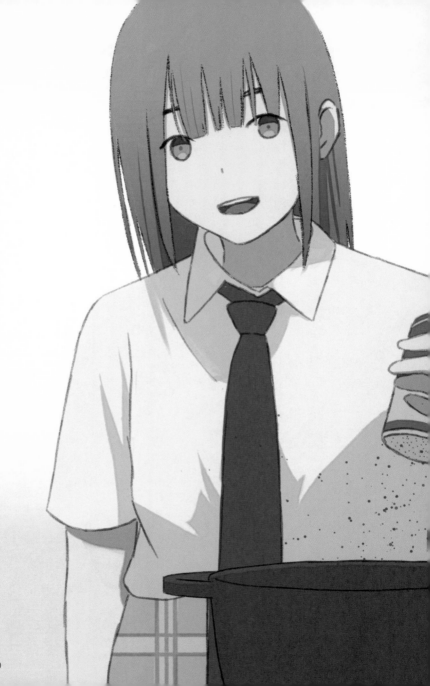

こしょう
「少々」って、
本当に難しい。
自分の手なのに、
うまく指令が
伝わらない。

これって、
不器用なだけ？

味覚が繊細……
それって裏を返せば才能!?

試練すぎる!　調理実習の試食

　もうすぐ、あの時間が始まる。

　2時間目の授業が終わりに近づき、僕はだんだん緊張し始めた。3時間目は家庭科。今日は調理実習でチャーハンを作る予定だ。

　先生の話を聞く普通の授業はまだいいのだけど、みんなで共同作業をしたり、グループで話し合う授業が正直いうと苦手だ。いろいろなところからたくさんの音が聞こえてくる状態がつらいからだ。

　調理実習だと、そこに食べ物のニオイや味といった刺激も加わる。でも、一番つらい理由は、実はもっとほかのところにある。

　調理実習はドンマちゃんと同じ班だ。僕はできるだけニオイを感じない作業を担当したくて、にんじんを切る係に真っ先に立候補した。

切った食材を加熱担当の子に渡して、少し離れたところ
で見守る。味付け担当はドンマちゃんだ（大丈夫なのか
な？）。
「こしょうも入れた方がいいよね」
　ほかの調味料はちゃんと量ることになっていたけど、こ
しょうは「少々」としか書いていなかった。

　ドンマちゃんが、フライパンの上でこしょうの瓶を大胆
に振った。
　ドサッ!!　大量のこしょうが、フライパンに投下された。
「ドンマちゃん！　こしょう多くない!?　このへん、塊に
なってる!!」
「あっ、ごめん!!!　手元が狂った」

　完成。こしょう増し増しチャーハンの出来上がり。
　調理実習で一番つらいのは、ここからだ。なぜなら味覚
過敏の僕は、調理実習でみんなで作ったものを食べられな
いからだ。

　ふだんの食事は、栄養バランスという問題はあるけれど、
自分が食べられるものを食べていればいい。親は食事作り
に困っていたようだけど、食べないこと自体は誰かに迷惑
がかかることでもない。でも、多くの人にとっての食事は、

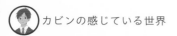

栄養補給だけではなく、楽しさやおいしさを共有してコミュニケーションを深めるためのものでもある。だから、みんながおいしそうに食べているのに自分だけ食べないのは人として欠点があるように感じてしまうし、その輪に入れないさみしさもある。

　さらに、食べられないことで人を不快にしていないかとか、出されたものを口にしなかったり残してしまうことで、「マナー違反のダメなやつ」だと思われないかと、緊張や不安も常にある。

　ただ一方で、味覚が繊細なのは、能力として役立てることもできるとは思う。たとえば僕は家で使っている醤油の

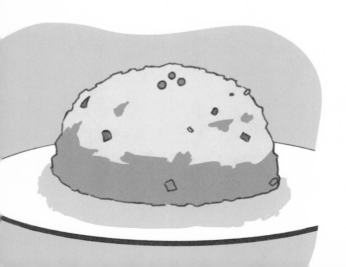

メーカーが変わったらすぐわかるし、浄水器が壊れたとき
も、味の変化で気がついて修理してもらったことがあった。
　触覚や嗅覚を活かす仕事もあるだろう。アパレルや寝具
メーカーで心地よい生地を選んだり、臭気判定士や調香師
といった仕事もある。ただ、それを活かすにはつらすぎる
ことが多いのだけれど。

　せっかくみんなで作ったチャーハンだから、僕だって少
しは食べてみたい。がんばって一口、スプーンで口に運ぶ。
　辛いっっ!!
「やば!　辛すぎ!」
「これちょっと無理かも」
　全員、騒ぎ出した。さすがにこのこしょうの量は、みん
なもギブアップのようだ。
「え?　そう?」
　ドンマちゃんだけが平然と食べ続けていた。

　ドンマちゃんがこしょう増し増しチャーハンを作ってく
れたおかげで、僕だけが食べられないという状況は回避で
きた。ありがとう、ドンマちゃん。
　ドンマちゃん、辛くて食べられないって言ってるみんな
の分も責任取って食べるって言ってるけど、落ち込んでい
ないかな?

「好き嫌いせず食べよう」は、必ずしも正解ではないかも

 **努力すれば、好き嫌いを
克服できるわけじゃない**

「五感（視覚、聴覚、味覚、嗅覚、触覚）」の中で、味覚と嗅覚は、化学物質を感じ取る"化学的な感覚"です。

ニオイは鼻の奥にある粘膜、味は舌にある受容体が、ニオイの分子や味の分子と結合し、電気信号となって神経を通り、脳に伝達されます。

大脳の味覚野に到達した味覚の情報は、甘味、塩味、酸味、苦味、うま味などの味として認識されます。また、食べ物の食感は、口腔内の皮膚によって触感として感じ取ります。

味覚や嗅覚は、毒性のある食べ物を避けたり、栄養の

ある食物を積極的に摂るために欠かせない感覚です。私たちの祖先は、繊細な味覚や嗅覚を発達させることで生きながらえてきたともいえるでしょう。

そんな素晴らしい能力ですが、人一倍敏感であるからこそ、生活に支障が出てきてしまう人もいます。

たとえば、レストランや市販の加工食品の味付けは濃すぎて、いっさい口にできない人もいます。

たくさんの調味料を使った複雑な味付けのものを口にしたり、一度にいろいろな種類の食べ物のニオイを嗅ぐと気分が悪くなる人もいます。

「好き嫌いなく食べるのはよいこと」という考え方が一般的ですが、必ずしもすべての人に当てはまるわけではないのです。

エピソード11で、ドンマちゃんはチャーハンにこしょうを入れすぎてしまいました。感覚鈍麻があるように見える人は、ちょうどいい力の入れ方や、いわゆる「目分量」が苦手な場合があります。

これは、自分の体の微妙な動きをイメージ通りに調整する「協調運動」の苦手さによるものの可能性があります。

私も、彼も、
「トイレに間に合わ
なーーい！！」

いつもギリギリで
教室を飛び出す。
なんとか今日も
セーフ……。

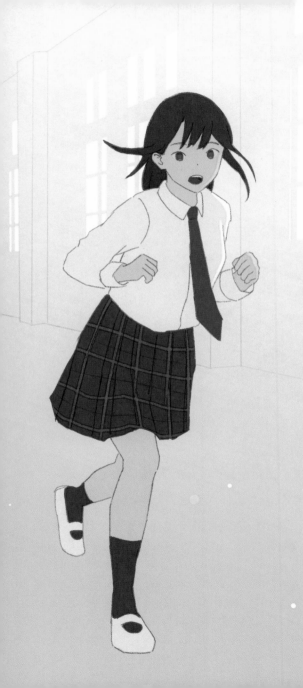

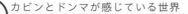
トイレに間に合わない！
その理由も、それぞれ

 ドンマが感じている世界

トイレの目の前で、鉢合わせ！

　きゃ ―――― ！　休み時間が終わっちゃう！　急げ急げ！　あ〜もっと早く行っとけばよかった。

　私はいつもトイレギリギリガール（恥）。

「あ、トイレ行きたい」って思ったときには限界寸前。必死の形相でトイレに駆け込むことになる。「間に合った〜！」って思いながら女子トイレに入って、全部使用中だったりすると、終わる。

　とにかく今は、次の授業が始まる前に用を済ませなきゃ。心の中で、すみませ〜んと思いながら走っちゃいけない廊下を走っていると、トイレの真ん前で男子と鉢合わせしそうになった。

　カビンくんだ。

　どうやらあちらも急いでいる。お互いに「ごめん！」と

叫んで、トイレに飛び込んだ。

　よかった……。間に合った。
　私、中学生なのに、これじゃあ遊びに夢中でトイレに行くのを忘れておもらしする幼稚園児みたい。へこむなあ。
　絶対に言えないけど、実はトイレに間に合わなかったことは何度もある。

　暑さ寒さ、空腹、体調（発熱など）、痛み、味覚。感覚鈍麻の私が感じにくい感覚の中に、尿意や便意もある。「内臓感覚」というそうだ。
　つまり、「膀胱におしっこがたまってきた」という感覚をあまり感じないのだ。
　循環器とか排泄機能などに問題があるわけではなくて、排泄をしなくては、という信号を感じにくいみたい。それでも体は普通に代謝を行なっているから、気づかないうちに膀胱はパンパンになっていて、あわててトイレに駆け込むことになる。

　いつもは、2時間目の休み時間にトイレに行く、と決めているのだけど、今日はおしゃべりしていて忘れてしまった。走ってトイレに行くなんて、最悪……。しかも、カビンくんに見られてしまったよ（泣）。

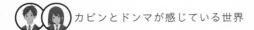カビンとドンマが感じている世界

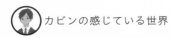カビンの感じている世界

「ダブル過敏」受賞！ってうれしくない……

　いやー、さっきはヤバかったな。

　あせりすぎてドンマちゃんとぶつかりそうになって、さらにあせった。

　あ———、トイレに間に合って本当によかった。

　あんな姿、ドンマちゃんには見られたくなかったけど、漏(も)らすよりはマシだな。

　大事なテストの前とか、発表の前とかに緊張しておなかを壊(こわ)すというのはよく聞くけど、僕もそういうことは多い。

　いや、むしろ僕の場合、家の外にいるときは常に緊張しているのか、大事な場面とか関係なく、頻繁(ひんぱん)におなかが痛くなってしまう。

　あまりにもしょっちゅうおなかが痛くなるので、内科のクリニックを受診(じゅしん)した。
「過敏性腸症候群(かびんせいちょうしょうこうぐん)」と診断されて薬をもらった。

　感覚過敏と過敏性腸症候群。

「ダブル過敏」受賞だ。
　もう笑うしかない。

　おなかが痛くなるのも内臓感覚の過敏だって話もあるみ
たいだし、おなかが弱いのも感覚過敏の影響なのだろうか。

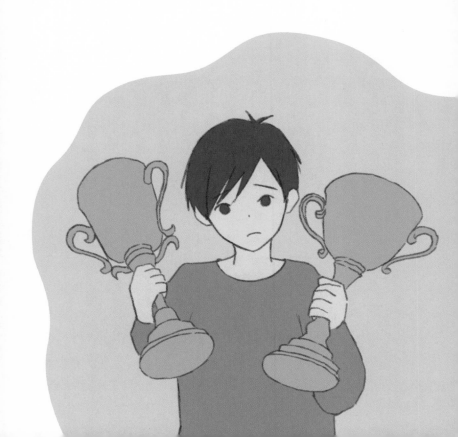

今すぐトイレに行きたい！いつもギリギリな理由

 **内臓感覚の鈍麻があると
ギリギリまで尿意に気づかない**

　感覚鈍麻があるドンマちゃんは、ここまでのエピソードで、怪我をしても気づかなかったり、暑さ・寒さに鈍感で体調を悪くしたり、季節外れの服装をしたりしていました。

　感覚鈍麻の困りごとには、このような気温や痛みに対する鈍麻のほかに、内臓感覚の鈍麻もあります。

　その一つは、トイレに行きたいという感覚、すなわち便意や尿意です。

　私たちの体は一定の間隔で代謝物や老廃物を体外に排出する必要があります。そのタイミングは尿意や便意と

いった信号として脳が感知しますが、この信号をキャッチしづらいと、尿や便がたまっていてもトイレに行きたい気持ちが起こらず、トイレに間に合わなかったり、具合が悪くなってしまうことがあります。

　空腹感・満腹感を感じにくい人もいます。一人でいると、食事もせずトイレにも行かず体調を崩してしまう、という悩みを持つ感覚鈍麻の人は多いようです。
　ほかにも、疲労感を感じづらく、自分自身は元気いっぱいのつもりなのに体は倒れる寸前だったり、息苦しさを感じづらいので長く息を止めていられる、という例もあります（感覚過敏研究所で行ったアンケートより）。
　このような特性は体調不良や身体の危険につながる恐れもあります。本人だけでなく周りの人も注意する必要があるでしょう。

　感覚過敏のあるカビンくんも、おなかはあまり強くないようです。理由は複合的だと考えられますが、心理的な原因のほかに、感覚過敏の人は腸内環境がよくないという説もあります。内臓感覚の過敏を伴う下痢や便秘などを繰り返す過敏性腸症候群という病気については、いま医学的な研究が活発に行われています。

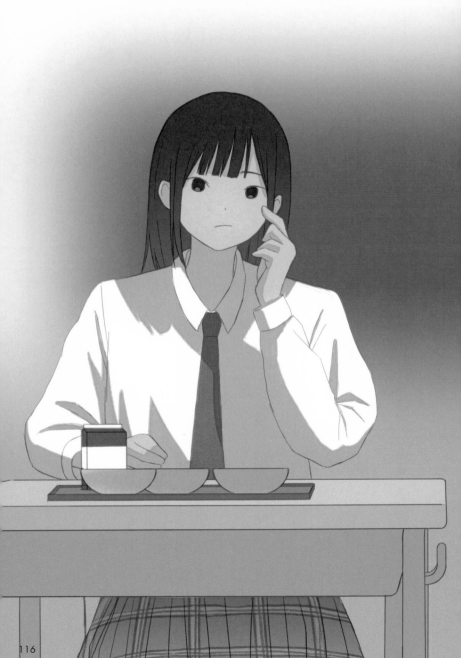

給食が
食べられない僕と、
空腹にうとい
ドンマちゃん。
いずれにせよ、
給食の時間は
しんどい。

カビンの感じている世界

食べられないものが多すぎる 給食は、ゆううつな時間

その敏感、もしや人類滅亡回避プログラム!?

「給食の時間にやることがない」という苦痛を、わかって くれる人はいるだろうか。

　僕は毎日給食のメニューをチェックしているけど、それ は、「これなら食べられそうだな」というメニューを探すた めだ。「今日は完全にダメだ」と絶望的な気分になるのは、 メニューに白米がないときだ。

　僕が食べられるものはほぼ決まっている。

　白米、チャーハン、豚肉のしゃぶしゃぶ、とんかつ、唐 揚げ、餃子、カレー、ハンバーグ、ポテトサラダ、大根の 味噌汁、ラーメン、ざるそば、ざるうどん、焼きそば、マ グロの刺身。これくらいだろうか。家では、これらのメ ニューを順繰りに回してもらっている。僕の食事に悩んで いた母も、最近はふっきれたみたいで、「メニューを考える 必要がないから楽だわー」と言っていた。

　「なんでそんなに食べられるものがないの？」といろんな

人に聞かれるから、僕も一生懸命考えてみた。だけど、理由はわからない。単なる好き嫌いが多いだけだと言われたらそうかもしれないし、偏食と味覚過敏で食べられないことの違いもよくわからない。でも、食べ物を口に含んだときに、いろんな味が口の中で暴れる感じがするし、その味の襲撃で頭痛がしたり、気持ち悪くなったりする。

　白米は味がシンプルで食べても頭痛とか吐き気とかしない。だから給食で白米があるときはほっとする。とりあえず、おかずは無理でも白米を食べていれば先生にも注意されない。給食がパンのときや、たけのこごはんなど味がついたごはんのときは、食べられるものがまったくないから何もやることがなく、ひたすら時間が過ぎるのを待つだけになってしまう。

　給食が暇すぎる僕は、ある技を編み出した。
　牛乳をストローで吸って途中で止め、ずっと飲んでいるフリをするのだ。そうすれば一応、何か口に運ぶこと（フリ）はできる。そうやって先生に「もう片付けていいよ」と言われるまでの時間を稼ぐ。小学校時代に編み出した技だ。中学に入ってから給食を食べないことで怒られることはなくなったけど、することがなくて暇なのが苦痛だ。

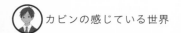

　僕の食事のことでずっと悩み続けてきた母が、以前、こんなふうに言ったことがある。

「食べられないものが多いのは、人類滅亡回避プログラムなんじゃない？」と。

　人類の歴史の中で、多くの人がおいしいと思って食べているものが実は体に悪いとか、毒が含まれていることがあるかもしれない。そのとき、それを食べていない人がいることで絶滅を回避できるかもしれない、というのだ。

　味覚だけでなく感覚が多様なのは、あらゆる環境変化の中でも生き残れる人間がいるように、進化の中で人間が選択してきたのではないかと。「食べられない」ということをポジティブにとらえるっていいよなぁ……なんて、牛乳を飲むフリをしながらぼんやり考えていたら、視界にドンマちゃんが入ってきた。ドンマちゃんもなんとなく手持ち無沙汰な様子で座っている。

　以前、ドンマちゃんが感覚鈍麻でおなかが空く感覚がよくわからないって話してくれたことを思い出した。おなかが空いていないのに、食べろって言われるのも苦痛だろうな。僕は食べたいと思っても食べられないことが多いけど、ドンマちゃんはそもそも「食べたい」という気持ちが起こ

らないそうだ。そういえば、食べることを忘れていて低血糖で倒れたことがあると言っていたな。

　倒れるといえば、僕にも苦い思い出がある。小学校の修学旅行で、食べられるものも飲めるものもなく、脱水と栄養不足で倒れて親に迎えに来てもらったのだ。この出来事で僕が本当に食べられないのだということを、親も学校の先生も理解してくれたように思う。

　空腹は感じるのに食べられない僕。
　食べられるけど空腹を感じないドンマちゃん。
　理由は反対だけど、僕たち二人にとって、給食の時間は長くて暇だ。

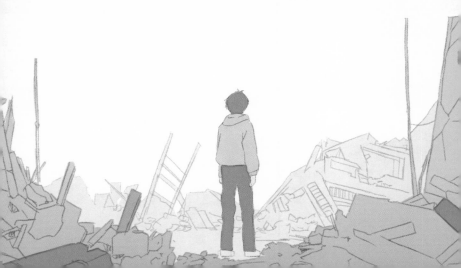

「給食は嫌い」 その言葉の 裏に隠れた、 こんな気持ち

 味やニオイ、食感を 感じづらい、感覚鈍麻

学校生活の中で、給食の時間が楽しみという人も多いでしょう。ところが、感覚の問題を抱えている人にとっては、1日のうちで最もつらい時間になってしまうことがあります。

感覚過敏があると、食べ物のニオイや味、食感は過剰(かじょう)な刺激となり、苦痛が生じることがあります。そのため通常は、「よく知っている好きなものだけを食べる」「苦手なニオイがしたらその場から離れる」といった対応をして刺激を避けるようにします。

しかし学校では、給食の時間は基本的に教室にいなくてはならないので、自分で刺激への対処をコントロールできません。そのため、給食の時間はただただつらさを我慢する状態になり、楽しむどころか、気持ち悪くなったり頭痛がしたりと、体調不良になってしまうこともあります。

　カビンくんは、家では食べられる数種類のメニューを繰り返し食べるようにしていますし、毎日、明日の給食の献立表をチェックしています。これは、食事によって予想外の刺激を受けないようにするための自衛方法だといえるでしょう。

　また、食べ物の味やニオイだけでなく、周囲の話し声や配膳の音も、感覚過敏の人には過剰な刺激となります。

　一方、感覚鈍麻の人も、味やニオイ、食感を感じづらいので、給食の時間を楽しむのは難しいかもしれません。

　食事は誰にとっても大切です。感覚特性のある人が苦痛を感じることなく食事ができるよう、食事する場所を選べたり、代わりのメニューを選べたりと、個人個人が選択できる環境がのぞましいといえます。

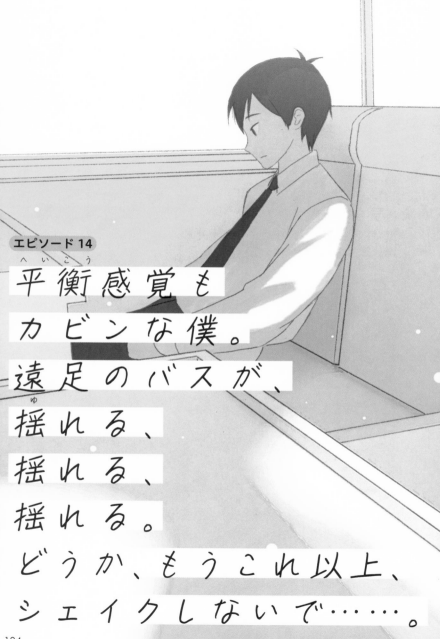

エピソード 14

平衡感覚も
カビンな僕。
遠足のバスが、
揺れる、
揺れる、
揺れる。
どうか、もうこれ以上、
シェイクしないで……。

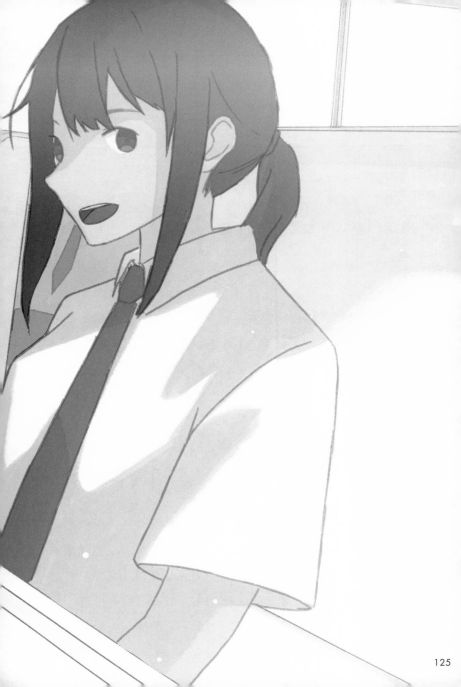

乗り物酔いする人もいれば
揺れが心地よい人もいる事実

 カビンが感じている世界

遠足のバスはつらい？　楽しい？

　味覚や嗅覚、触覚などの過敏に加え、僕は「前庭覚」の過敏もある。

　前庭覚とは、体の傾きや回転を感じたりバランスを取ろうとする感覚で、「平衡感覚」ともいう。

　感覚過敏のおかげで、人間の体とか感覚についての雑学は増えている。これがテストに出るといいのだけれど。

　前庭覚が過敏だと、揺れを感じたり不安定なところを歩いたりすると、頭がクラクラしてきて乗り物に酔ったような状態になる。

　だから必然的に電車、バス、車、飛行機などの乗り物は大の苦手で、必ずといっていいほど乗り物酔いしてしまう。

　遊園地のジェットコースターやアトラクションなんかは絶対に無理。友達といっしょにディズニーランドに行ったことはあるけれど、乗り物だけでなく音や光、いたるとこ

ろから漂うポップコーンのニオイもつらく、すぐに気持ち悪くなってしまった。

　そんな僕だけど、今日は乗り物に乗らないわけにはいかない。学校のバス遠足の日だから。

　乗り物酔いが心配なので酔い止めを飲むことにした。でも薬の味も苦手なので、朝、薬を飲んだ時点ですでに気持ち悪くなってしまった。最悪だ。

　気分が悪くなったらどうしようという緊張感で、さらに気持ち悪くなる気がする。どこまで弱いんだろう、僕は。

　バスの絶え間ない振動もつらいし、エンジン音もつらい。バス特有のニオイもする。

　それに、バスや新幹線の車両というのは、いろいろな人の会話が四方八方から聞こえてきて、聞きたくなくても会話の内容がずーっと耳に入ってくるので疲れてしまう。

　僕は、事前に学校から聴覚過敏の対策として使用許可をもらっていたノイズキャンセリングイヤホンをつけて、寝たフリをした。

　早く着かないかな。

　でも、到着してバスを降りてすぐにちゃんと歩けるかな。

　みんなの楽しそうな声を少し遠くに感じながら、不安と戦う。

カビンとドンマが感じている世界

ドンマが感じている世界

ゆらゆら動いて刺激が体に入ると安心する

あ、海が見えた！　気持ちいい〜。

天気もよくてあったかくて、最高の遠足日和(びより)だ。

もともと乗り物に乗るのが大好きだから、遠足や修学旅行は、目的地よりも移動時間のほうが楽しい。今日もバスの振動が心地よくて自然と心がはずんでしまう。

私は、どっちかというと停止している状態の方が苦手かもしれない。常に体が何かの感覚を求めていて、授業中もつい貧乏(びんぼう)ゆすりみたいなことをしたり、自分で気づかないうちにゆらゆら体を揺らしていて、先生に注意されたりする。動いていたほうが安心するのだ。

揺れや振動は、いくら強くても平気。激しければ激しいほど快感。

遊園地では絶叫(ぜっきょう)コースターに乗りまくるし、コーヒーカップみたいなくるくる回るのも大好き。いっしょに乗っていた人がギブアップしても私は平気な顔をしているので、いつも驚かれる。

これを強いというのか感覚が麻痺してるっていうのかわからないけど、刺激的なことはけっこう好きだったりする。

ああ、毎日遠足だったらいいのにな。でも、近くの席で
青い顔をしてじっとしているカビンくんが、ちょっと心配。

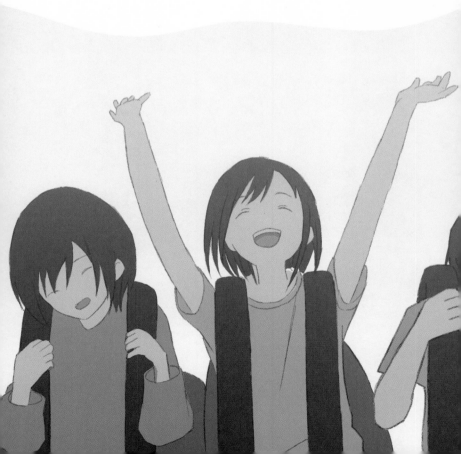

どうして 車酔いしやすい人と しにくい人が いるの？

 平衡感覚が過敏か鈍麻かの違い 遊園地のアトラクションも同じ

　体の傾きを感じてバランスを取ろうとする感覚を前庭覚（平衡感覚）といいます。

　私たちがふだん「耳」と呼んでいる体の部位は、医学的には「耳介」と呼ばれ、耳介から耳の穴（外耳道）、鼓膜までを「外耳」、鼓膜の奥を「中耳」、そのさらに奥を「内耳」といいます。

　体の平衡感覚は、内耳にある三半規管や前庭と呼ばれる部位で感知します。

　この前庭覚が敏感な人は、体を傾けることや不安定な

場所が苦手で、乗り物酔いをしやすいといわれます。また、ブランコなどの遊具や遊園地のアトラクション、エレベーターなどで気分が悪くなることもあります。

　反対に、前庭覚の感覚鈍麻がある人は、ふだんからある特定の、もしくは複数の感覚を感じにくい場合があるため、刺激を感じたくて（「感覚探求（かんかくたんきゅう）」といいます）、強い刺激を求める場合があります。

　遊園地でも、よりスピードや重力を感じられる乗り物に乗りたがったり、ブランコを激しく揺らすのを楽しんだりします。

　しかし、強い刺激を求めるあまり危険な遊び方をしたり、体を痛めてしまうこともあります。

　また、前庭覚に鈍麻があると水平を保つのが苦手で、学校では姿勢が悪いと注意されたり、いつも動いていて落ち着きがないと思われてしまうケースがあります。

　周囲の人は、どちらの場合でも、感覚特性のある人に対して授業中に姿勢を正しておくことを無理強いしたり、落ち着きがない様子を怠（なま）けているのだと誤解しないようにしたいものです。

エピソード 15

文字を書くって、
マルチタスクだ。
ペンを握る、
紙にペン先を
押し当てる、
まっすぐ線を引く。

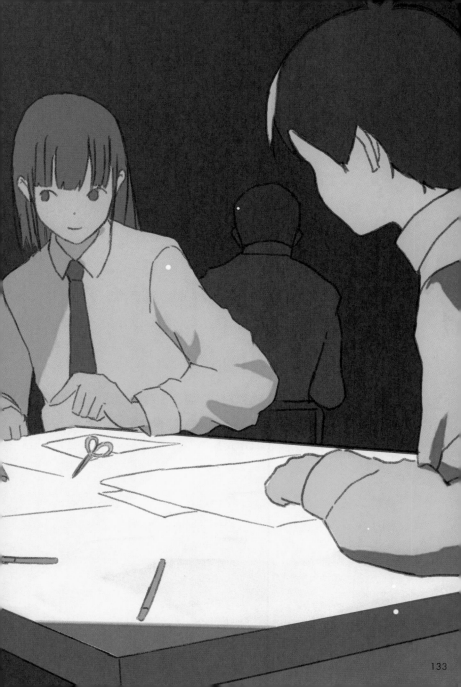

クラスメイトとの共同作業 楽しい時間のはずなのに

みんなの足を引っ張ってしまう、役立たずな僕

　学校ってところは、どうしてグループでいろいろ活動させたがるんだろう?

　今日は、探究学習の発表のための制作を行う。グループごとに、大きな白い模造紙に調べたことをまとめ、発表するのだ。

　僕は、何か作ったり描いたりすること自体は嫌いじゃない。一人で黙々と作業するのはむしろ好きな方だと思う。

　でも、クラスでいっせいに作業する状況はあまり好きじゃない。

　教室のあちこちからいっせいに、ハサミで紙を切る音、バサバサという紙の音、話し声などが聞こえてきて、テレビでたとえれば副音声が8つくらい付いている状態で、まったく本編に集中できない。

　そもそも、白い紙自体がまぶしくて、長い時間見ていら

れない。

　ツルツルした紙にマーカーで字を書くときのキュッキュッという音や、紙の質感、サインペンのニオイもつらい。

　だからこういうときは、「ここの説明を書くの、やってもらえる？」というふうに、作業を同じグループの人に頼んで、ちょっと離れたところから見ていることが多い。

　でも今日は、"全部おまかせ"というわけにはいかなかった。なぜなら、同じ班にドンマちゃんもいて、文字を書くのが苦手な彼女の代わりに、僕もなかなかの量の担当作業があったのだ。

　ドンマちゃんは字をまっすぐに書くのが苦手。字を書くのって、固有覚とか前庭覚とか、いろんな感覚のバランスが必要らしい。特に大きい紙に書くのは、大きさとか配置が難しく、出来上がったときにはみんながびっくりするほど右肩上がりの文字になっているそうだ。

「私が書くとみんな読みにくいと思うから、カビンくん、お願い！」
　とサインペンを差し出すドンマちゃん。
「よし。僕にまかせて！」

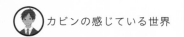

　と、かっこよく言いたいところだけど、紙のまぶしさや質感がつらい。

　さらに、僕はペンやえんぴつなどをものすごく強い力で握ってしまう。筆記具を持つ力加減の調整も苦手で緊張が絶えない。無言でサインペンを受け取る。

　字を書くのを僕に任せたドンマちゃんは、楽しそうに、紙の四辺に花をたくさん描き始めた。
「こうすればかわいいし、私たちの班が一番目立つんじゃない？」
　カラーマーカーを全色使う勢いでどんどん描いていく。

　ドンマちゃん、待って！
　カラフルすぎて目がチカチカする！

　つらそうにしていたら、同じ班のほかの子が、「カビンくん、休んでていいよ」と言ってくれた。教室の後ろの椅子に腰かけ、深呼吸をする。

　僕だって本当は、みんなと楽しく共同作業をしたい。

　本当に僕は役立たずな人間だなと自己嫌悪に陥りながら、

みんながやたらと楽しく会話しているように感じて、それが余計にさみしさと絶望を感じさせた。僕はもう消えてしまいたい。

「文字を書く」その動作一つにもいくつもの感覚を使っている

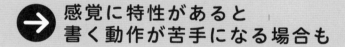

→ 感覚に特性があると書く動作が苦手になる場合も

　私たちは、空間の中で自分の体の位置や姿勢、大きさ、動きなどを認識しています。自分の体を感じ、ボディイメージを作るこの感覚を「固有覚」といいます。

　無意識のうちに固有覚を感じているからこそ、適切に筋肉を動かして体のバランスを取ったり、ものに触れたり、椅子に腰かけたりということができます。

　しかし、この固有覚があいまいだと、ボディイメージをうまく作れず、物理的な距離感を適切に取れなかったり、何かに触れるときに力を入れすぎてしまったり、細かい作業に苦手意識を持つことがあります。

紙に文字を書いたり絵を描いたりするとき、私たちはこの固有覚をはじめ、視覚、前庭覚（平衡感覚）、触覚などさまざまな感覚を使っています。固有覚や前庭覚に特性がある人は、書くことに苦手意識や困難を感じることがあります。

　たとえばカビンくんにとって真っ白な紙はまぶしく、長時間見ていることができません。また、固有覚の特性により、書くときの適切な腕や指の筋肉の使い方を調整することに難しさを感じています。

　このように、運動に関わることは、感覚の強い弱いだけでなく、筋肉間のタイミングや動作の連動、すなわち運動の「計画」や「出力」の困難さが関係していることもあります。

　一方ドンマちゃんも、固有覚や前庭覚の特性から、紙に対してバランスよく、まっすぐきれいに書くことに苦手意識があります。ドンマちゃんは、文字を書くのをカビンくんに任せ、自分は自由に絵を描くことにしました。カビンくんは、同じ班の子に声をかけてもらい、離れた場所で休めました。ただ、授業で使う紙を真っ白ではなく、目にやさしいクリーム色に交換したなら、カビンくんももう少し作業に参加できたかもしれません。

　それぞれが特性を活かしたり活躍したり、特性による困りごとを互いにサポートしていけるとよいですね。

感覚過敏と感覚鈍麻。「両方とも」ある人もいる？

正反対の特性が共存するのは不思議なことではない

　刺激に敏感な「感覚過敏」、刺激を感じにくい「感覚鈍麻」。

　一見、正反対に見えますが、その両方の特性があり、悩んでいる人も多くいます。

　感覚過敏研究所で、感覚鈍麻がある約20名の人に対して行ったアンケートでは、90%以上の人が、視覚過敏・聴覚過敏・嗅覚過敏などの感覚過敏があると回答しました。

　具体的な回答例をいくつか紹介します。

痛みにはにぶいが
聴覚は過敏ぎみ
（11歳·男 ※親による回答）

痛覚は基本鈍麻だが、
寒い時期の冷水は
冷たいではなく
痛いと感じる（25歳·女）

痛覚は鈍麻だけど
触覚過敏で、ある種の服、
シャワーなどは痛い
（28歳·女）

痛みには弱い。
けど、どこが痛いのか
わからない。病院で
説明するときに
わからなくなる
（49歳·女）

骨折しようが
痛みはわからないのに、
人に身体を触られると
その感覚が何時間も残る
（18歳·女）

身体の部位により、
痛み刺激に対して
鈍麻と過敏が
わかれている
（20歳）

歯の痛みには鈍いのに
炭酸飲料を飲むと
口内炎が大量にできたときの
ような痛みを感じます。
ただ辛いものはなぜか平気
（32歳·女）

蚊に刺されるなどは
すぐにわかるのに、
出血する痛みは
わかりにくい（不明）

そのときの体調や目的、
誰と一緒かなどの環境により
まったくダメなときと大丈夫なときがあります
（7歳·女　※親による回答）

これらの回答を見ると、一口に「感覚過敏」「感覚鈍麻」といってもその症状は実に多様であり、また、環境や感情、体調等によって同じ人でも感じ方はその都度（つど）変わるのだということがわかります。

　人が刺激を感じるとき、「刺激の入力（感覚器）→伝達（神経）→処理（脳）」という経路をたどります。感覚過敏や鈍麻が起こる理由は、この経路のどこかに特徴があるからだとも考えられます。ただし、それだけでなく個人個人の経験やそのときどきの感情、体調なども複雑にからみ合うため、原因を特定するのはとても難しいことです。
　しかし、一つの説として、感覚過敏と感覚鈍麻、両方の特性がある人は、脳の特定の領域（りょういき）が過剰に活発になる一方、特定の領域では過剰に抑制される場合があるとする説があります。

　「一人の人に感覚過敏と感覚鈍麻が共存（きょうぞん）するなんて、本当？」と感じるかもしれませんが、決して不思議なことではないのです。

3章

「人と同じでいたい自分」
と
「人と違っていい自分」

みんなの
楽しいことに、
水を差してしまう。
みんなの顔を、
曇らせる。

僕の存在が、
みんなの迷惑に
なっている。
そんな自己嫌悪の沼に
ハマってしまう日が
ある。

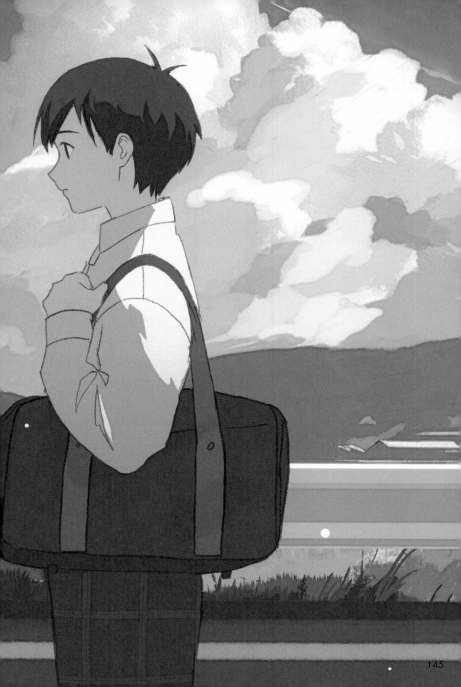

カビンの感じている世界

楽しいイベント計画にも
できないことばかり浮かぶから

落ち込む僕に届いたメッセージ

　梅雨が終わり、真新しい太陽がカーッと照りつける夏が
やってきた。

　もうすぐ終業式。いよいよ来週から夏休みが始まる。す
でに解放感でいっぱいになったクラスで、夏休み中にみん
なで集まってバーベキューをしようという計画が持ち上
がった。

「いいねえ！」

「みんな、予定どう？」

「どこにするー？」

「先生も来てくれるかな〜？」

　クラス中がわいわい盛り上がる。

　その直後、「あ、でも」と誰かがつぶやいた途端、みんな
の視線がいっせいに僕に集まるのを感じた。

「…………」

　こんなとき、どんな顔をしたらいいんだろう？

みんなも、僕にはバーベキューは無理ってわかっているんだろう。

　食べられるものはないし、ニオイも無理だろう。

　せっかくみんなで盛り上がっているのに、僕に遠慮して楽しい計画をやめる必要もないし、変更する必要もない。「僕はいいからみんなで楽しんできて」って笑顔で言えばいいのに、うまく言葉が出てこなくて苦笑いでごまかした。

　僕はたまらず、みんなより一足早く教室を出て家に帰った。

　その日の夕方、ドンマちゃんからLINEに連絡があった。

　僕が帰ったあとなんとなく微妙な空気が流れ、計画を決められないまま、あとは有志で相談、ということになったらしい。一人だけ参加しないのはイジメっぽくて、みんなもいやな気持ちになるだろう。

　僕はいつだってこうだ。

　せっかくイベントごとに誘ってもらっても、「ごめん、難しそう」って必ず断ることになって、みんなの顔を曇らせる。

　そして、だんだんと誘われなくなる。

　実際、このクラスでも、「あいつはどうせ誘っても来ないから」って思われていくんだろうな。

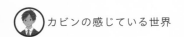

　ああ、もうこのまま消えてしまいたい。
　そう思って布団に潜り込んだ。
　このまま外にも出ず誰とも会わずに、布団の中で生きていられたら楽なのに。

　そのとき、スマホの通知音が鳴った。あ、ドンマちゃんだ。
「カビンくん、大丈夫？　いきなり帰ったから心配になっちゃって。実は、私もバーベキュー微妙なんだよね。準備とか手伝っても足手まといになるだけだし、串なんて絶対食べこぼすし……。でも、せっかくの夏休みだし、楽しみたいよね」

　そうだよ、せっかくの夏休みだよ。クラスのみんなと一緒に遊びたい。あまり深刻に考えなくてもいいのかもしれない。みんなが食べ終わったあとから参加してもいいんだし。
　串刺しになった肉をボロボロこぼして食べているドンマちゃんの姿を想像しながら、僕は自分の未来が急に明るくなったように感じた。

「電話ありがとう。なんか、みんなと同じように食べたり遊んだりできない自分がみじめな気がしてしまって、行かない方向で考えていたけど、バーベキューが終わってから、

顔を出そうかな、なんて思ったけど、どうかな？」
「それ、いいと思う！　１部バーベキュー、２部レクリエーションにして、何か大人数で盛り上がれるイベントを考えるとか？」
「ナゾトキとか盛り上がりそう！」

　それから二人でレクの内容で盛り上がった。
　自分を心配してくれる人、わかってくれようとする存在は、うまく言えないけど、あたたかくて、やさしくて、泣きそうになった。

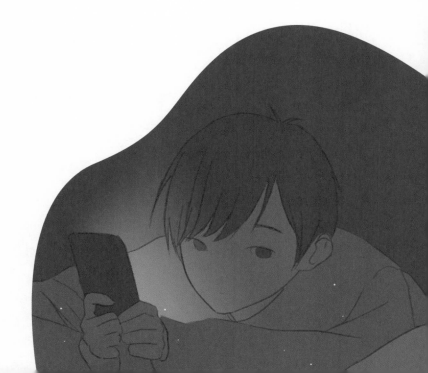

「できること」「できないこと」を自分で伝えるために

 **感覚特性を伝えるための
ツールやグッズも活用できる**

　感覚過敏・感覚鈍麻の人は、特に幼い頃は、自分が何に困っているのか、なぜみんなと同じようにできないのかを自分で理解して言葉で表現するのが難しいため、みんなと違う行動をしたときに注意を受けることが多く「自分はダメな子だ」と感じてしまうことがあります。

　成長しても、友達と同じように楽しめなかったり、集団行動で自分が迷惑をかけているのではないか、わがままを言っているのではないかと感じ、自己肯定感が下がってしまうことがあります。

　しかし本来、感覚は一人ひとり違い、どんな感覚もそ

の人の個性です。私たちは、「感覚のとらえ方には幅が
ある」ということを意識し、特性のある人の声を聞いて、
どんなことに困っているかを知ったり、どんな配慮があ
れば問題なく過ごせるかに想像をめぐらせたりする必要
があるでしょう。

　感覚に特性がある人自身からの発信も、理解の助けに
なります。感覚過敏研究所では、感覚に困りごとがある
ことを周りに伝えるツールとして、さまざまな困りごと
をイラスト化した「感覚過敏マーク」を作り、手軽に利
用できるよう缶バッジ（P191画像参照）にしています。
　また、感覚過敏研究所では、自分の困りごとを学校に
うまく伝えられない子のための「感覚過敏相談シート」
を作成し、ウェブサイトからダウンロードできるように
しています。

　感覚に特性があることは、決してネガティブなことで
はなく、今はただ少数派であるにすぎません。こうした
ツールやグッズを使うことで、感覚についての理解を深
め、特性のある人もない人も無理なく過ごせることが当
たり前になる社会にしていきましょう。

私服で登校。教科書はタブレットに。

「みんな違って、みんないい」とは言うけれど、みんなの本音はどうなんだろう？

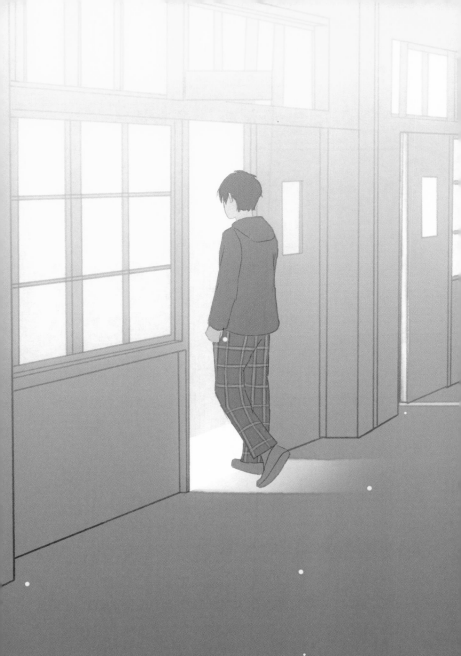

カビンの感じている世界

「一人だけズルイ」じゃあ あなたも声をあげてみない？

困りごとを我慢しなくていい世界に

　１学期の終わりに、給食と同じくらい僕をゆううつにさせていた「制服問題」に急展開（きゅうてんかい）が訪れた。感覚過敏があるなら私服登校してもいいことになったのだ。

　もちろん、好きな服でおしゃれしていいって話ではなくて、制服に似たようなもので着心地がいい服があったらいいよって話だ。僕はできるだけ肌触りがよくて、縫い目が痛くないワイシャツを探して、それを学校に着ていくことにした。ネクタイはしないことにした。ブレザーの代わりになるいい感じのジャケットは見つかっていないから、ジップアップパーカーを着ていくことにした。地味な色だから、私服でいてもそんなに目立たないかもしれない。

　これでもう、サンドペーパーみたいな「痛い制服」とも、さよならだ。

　もちろんここに至るまでには、担任の先生や学校と何度も話し合った。始めは親に相談し、次に先生に相談し、親

に学校に来てもらって校長先生とも相談し、少しずつ理解
してもらった。

　許可<ruby>きょか</ruby>がおりて、いよいよ私服登校するとなった前日、ホー
ムルームで先生からみんなに話してもらった。
「みなさん、感覚過敏って知ってますか？　音や光、ニオ
イなどの刺激に敏感で、体調が悪くなったり、苦痛を感じ
たりと、日常生活に困難を抱える症状です。
　カビンくんはこの感覚過敏で制服を着ることがつらいの
で、明日から私服で登校することになりました」

　みんな、へえ！　というような顔で静かに聞いていた。
　先生が話してくれたおかげでクラスメイトは理解してく
れたみたいだから、教室では安心していられると思ったの
だが……。

　今朝、僕はみんなに夏休みのバーベキューイベントの相
談をしようと意気込んで教室に向かった。
　入り口で足が止まる。どうやら、教室では僕のことを誰
かが話しているようだ。聞き耳を立てる。
「カビンだけ私服って、ズルくね？　俺もパーカー着たい
し」
「だよねー。なんでうちらはダメなの？」

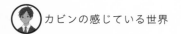

　まじか。バーベキューの話でなく、制服の話か。

　みんな黙っていたけど不満だったんだな。これじゃ、夏休みの話なんて無理だな……気持ちが沈んでいく。

「ねぇねぇ、それって自分も私服で学校に来たいって話？　カビンくんは、むしろ学校に制服で来たいけど来れなくて困ってるんだと思うよ」

　声の主は、ドンマちゃんだった。

「それは……わかってるんだけどさ。だったらみんな私服でよくない？　って思う」

「うん、確かにそうだね。私服が楽な人は、先生に相談していいんじゃない？　目が悪くて眼鏡をかけてる人や前の方の席に座る人をズルイって思わないじゃん。みんなの困りごとを、もっと当たり前に相談して、解決していけばいいと思う」

　ドンマちゃんがどんな表情で話してくれているかは実際は見えなかったけれど、リアルにその姿が浮かんだ。僕をかばうだけでなく、みんなの不満や困りごとにも耳を傾けようとする。やばい、ドンマちゃん、かっこいい。

　そうだよ。誰だって困りごととか悩みは持っているはず。人に言わず我慢するのが当然って思ってたけど、そうじゃない。僕が困ってると声をあげることで、ほかの人も声をあげやすくなるかもしれない。僕は、覚悟を決めて教室へ入った。

「おはよう」

　みんながいっせいに僕を見る。

　場の空気が凍ったように感じる。

「昨日、夏休みの話の途中で帰ってごめん。僕ってさ、食べられるものもないし、制服も同じもの着れなくてこんな感じだし、僕がいると迷惑かな、なんて思うことも多いんだけど、やっぱり、僕もみんなと仲良くしたいんだ」

　僕のせいいっぱいの言葉だった。

　みんなと同じようにしたくて、でもできなくて……わかってもらえないなら一人でいい、そう思っていた。でも、やっぱりみんなと仲良くなりたい。この気持ちをうまく伝えることはできないけど、今、逃げてはいけないと思った。

　すると一人のクラスメイトが「一緒に遊ぼうぜ！」と近づいてきた。

「カビンは食べるものが全然ないのに、同じ金額を徴収すると悪いだろ？　だから、どうしたらいいかなって考えていたんだよ」

「え、そうなの？　行く前提で考えてくれてたんだ」

「そりゃそうだろ」

　僕の周りに、みんなが集まってくる。

　僕のほうこそ、どうせ理解してくれないと、みんなに対しての偏見のフィルターをかけていたんだな。当たり前のことだけど、伝えないと、伝わらないんだ。

眼鏡をかけるように イヤーマフや サングラスを 身につけられる社会へ

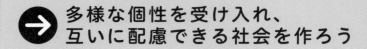 多様な個性を受け入れ、 互いに配慮できる社会を作ろう

　視力が弱く、黒板の字がよく見えない子に対して「見えないのは甘えです。がんばって見なさい！」と言う人はいないでしょう。

　ところが、感覚の特性が原因で決まった行動が取れない子に対しては、「みんなはできているのにあなたはなぜできないの！　きちんとしなさい！」という指導が行われたり、「あの子はわがまま」といった目で見られたりすることがしばしばあります。

　本来、すべての生徒は不便を感じることなく学校生活

を送る権利を持っています。

　視力が弱い子は教室の前の方の席にするという対応と同じように、感覚に特性がある子に対して、あるいは、それ以外の困りごとを抱えている子に対しても、その子が学校生活でなるべく困ることのないよう配慮やサポートをすることはとても大切です。

　たとえば、感覚過敏で光の反射がまぶしいのであれば教室内でサングラスをかける、音に敏感なのであればイヤーマフをつける、といったことが、メガネをかけるのと同じように、本人の必要に応じてできるようにしてほしいですし、周囲もそれを当たり前のこととして受け入れられるといいですよね。

　特に教育現場や会社などでは、これまで「みな同じ」「足並みをそろえる」ことがよいとされてきました。しかしこれからは、多様な個性を受け入れることが大切です。その場にいる誰もが不自由や不便を感じないよう、互いに配慮する社会を作ることが求められています。

「できないより、
できる方がいい」
僕自身が一番、
ずっと
そう思っていた。

「できても、
できなくてもいい」

そんなふうに
自分の定義を
ゆるめたら、
世界が
少し変わって
見えた。

みんな違って、みんないいの本質
「できても、できなくてもいい」

それぞれの「心地いい」を目指して

「やっぱ自然はいいねー！　来れてよかったね」
「うん。すごく気持ちいい。来てよかった」
　ドンマちゃんと二人、バーベキューの輪から少し離れたところでお弁当を食べ、大きく伸びをしながら僕はピクニックシートにごろんと転がった。

　空気がおいしい。
　屋外ならニオイがこもらないので、バーベキューのニオイも想像したほどではなかった。
　森の中では、みんなの声は木々の梢（こずえ）のざわめきに溶けていき、心地よい BGM になった。

「おーい！　そろそろ始めるよ〜」
　バーベキューが一段落したらしい。
「うん、今行くー！」
　僕は大声で返事をし、「さ、行こう！」とドン.マちゃんの

手を取った。僕にしては大胆な行動だ。

　あれからクラスの何人かが中心になって計画を練ってくれて、「みんなが楽しめるように」と、バーベキューとレクリエーションの２部制の会を企画してくれた。
　両方出てもいいし、どちらかだけ参加も OK。

　給食では食べるものがなく、時が過ぎるのをじっと耐えて待つしかなかったり。
　盛り上がるクラスメイトをよそに、まったく遠足を楽しめなかったり。
　修学旅行中に脱水と栄養不足で倒れて、親に迎えに来てもらったり。
　運動会の騒がしさに、具合が悪くなったり。
　ほぼ毎日、逃げるようにして保健室に通ったり。
　制服を着るのがつらくて、何度も学校に相談したり。

　そんなことばかりが続いた中学生活。
　誰もが当たり前のようにできることが、僕はできない。
　情けないし、恥ずかしいし、消えてしまいたいと思うことも何度もあった。
　そして、いろいろなことを最初からあきらめる癖（くせ）がついてしまっていた。

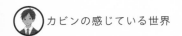

　どうせ、僕にはできない。
　どうせ、みんなの足を引っ張るだけ。
　どうせ、みんなの気分を沈ませるだけ。
　それくらいなら、最初から一人でいるほうがいい……。
　でも、そうじゃなかったんだ。

　自分ができないことを認めつつ、それでも積極的に楽しめるところにフォーカスすることを、ドンマちゃんが僕に教えてくれたのだと思う。

「できないより、できる方がいい」

　そんな価値観が当然だと思っていたし、人と同じようにできない自分がいやでたまらなかったけど、

「できても、できなくてもいい」

　そんなふうに自分の定義をゆるめたら、世界が少し変わって見えてきた。

　勉強のしかた、学校生活、友達付き合い。一人ひとり、それぞれが心地よくできるやり方を選べるようになるといい。今を、あきらめなくていい。

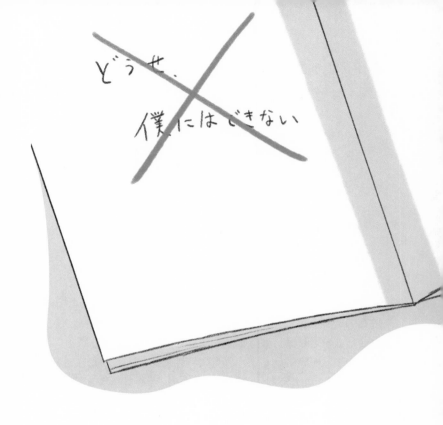

　これからは、僕の辞書から「どうせ」って言葉を消さなくちゃいけないな。

　チーム対抗ゲームで相変わらず距離感がバグってくっついてくるドンマちゃんの笑顔を見つめながら、みんなで遊ぶことを心から楽しんでいる僕がいた。

昨日は大丈夫だった刺激が、今日は無理……。
なぜ日によって感覚は変化するの？

　食べられなかったはずの食べ物がいつの間にか好きになったり、大好きだったのに、味覚が変化して以前ほど好きではなくなったり、という経験がある方もいると思います。感覚は、状況や環境、年齢、体調、経験などさまざまな要因に左右され、常に一定ではありません。

　たとえば、最初は熱くて入れなかったお風呂も、我慢して入っているうちにだんだんと心地よく感じられてきた経験はありませんか？　熱さの刺激に慣れ、脳が神経の興奮を抑える信号を送ったからだと考えられます。

　また、刺激は別の刺激に打ち消されることがあります。夢中で本を読んでいて、誰かが呼んでいることにまったく気づかなかった、といったこともしばしば起こります。

　感覚過敏、感覚鈍麻など、感覚に特性のある人も、同じ刺激をいつも同じように感じるわけではありません。苦手な刺激をやり過ごすことができるときもあれば、まったく受け付けないときもあります。

　特にストレスが高い状態や疲れているときに感覚がより敏感になり、いつもは我慢できる刺激が耐えられないほどつらく感じることがあります。

　そして、「以前、ある刺激を受けてとてもつらかった」という過去の記憶がその刺激とがっちり結びつき、より苦手になる場合もあります。

　感覚特性のある人が一度に多くのストレスにさらされることのないように、周囲が配慮できるといいですね。

　感覚特性のある人は、「次にこういうことが起こるだろう」とある程度予測できていれば、苦手な刺激がだいぶ和らいで感じられる場合があります。集団生活では、予定をしっかり伝えておいてあげるとよいでしょう。

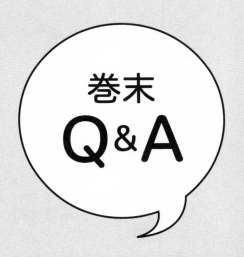

巻末
Q&A

感覚の世界の困りごと、
どうしたらいい？

\加藤所長、/
教えて！

Q1

もう学校に
行きたくない。
行かなくても
いいですか？

家族に相談してみよう

　本当に行きたくないと思っているなら、**私は、行かなくてもいいと思っています。**ただ、本当は行きたいのに感覚過敏や鈍麻があって行けないなら、まずは親に話して、一緒に学校に相談しましょう。学校は学びたいと思っている生徒が学校に通えるように、「合理的配慮」を行ってくれるはずです。

　親に話す際には、正直な気持ちを打ち明けてみてください。心が限界を感じているなら、無理をする必要はありません。代わりに「家でこんな勉強をするよ」「こんな挑戦をするよ」と伝えられたら、親も理解を示してくれるかもしれません。親が味方になってもらえるように、伝え方を考えてみましょう。

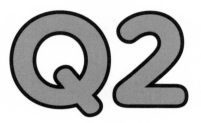

家から
出たくないのは、
甘え？
だらしないだけ？

安心安全な場所があるのは幸せなこと

　感覚特性があると、外に出るのはとても疲れます。私も、出なくていいのならずっと家にいたいと思っています。

　そもそも、自分の居心地のよい場所を探して生きるのは、生物として当然の行動です。多くの動物は、安心できる巣を作って体を休めたり、子育てしたりします。人間も同じでしょう。あなたが家にいたいのは、**家が安心安全な場所になっている証拠。**とても幸福なことですし、外に出たくないと考えるのは自然だと思います。「家で過ごす時間」と「外で過ごす時間」のちょうどいいバランスを考えて見つけられるといいですね。

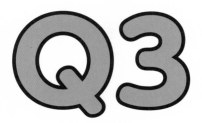

行楽の幅が
狭すぎる……。
どこなら、行ける？

行楽は、外に行くこと
だけじゃない

　まず「行楽」の定義を見直してみるのはどうでしょう？　たとえば、自分は外出せずとも、友達や家族にアバターロボットを持って出かけてもらって、自分は家からロボットにログインして観光することもできる。そのような楽しみ方をしている人もいます。

　もちろんリアルな体で体験する喜びはありますし、困難だからこそ憧れるものだと思います。外出するなら体調を考慮して予定を立てたり、イヤーマフやサングラスで対策するなど工夫してみましょう。満足できる行楽にならなかったとしても、落ち込む必要はないです。**挑戦できた自分を褒めてあげてください。**

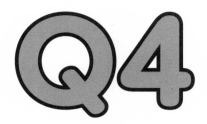

困りごとを、
学校や親が
理解してくれない

理解の一つ手前、
「知ってもらう」から始める

　いくら伝えても理解してもらえないこと、あ
りますよね。ならば、まず「知ってもらう」こ
とを目指しませんか？

　感覚過敏に限らず、**困りごとの多くは目
に見えないもの**です。相手の価値観によっ
ては、こちらの考えを受け入れるのに時間がか
かることもあるでしょう。

　本書を読んでもらうなどして、ほかにも困っ
ている人がいること、社会では配慮が進んでい
ることなどを伝え続けてみるのはどうでしょう
か？

　うまく伝えられず、傷ついたり、孤独や絶望
を感じたりするかもしれません。理解されたら
ラッキー。されなくても、十分に前進しています。

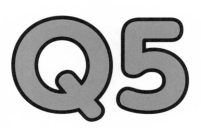

ハードモードな
人生が、しんどい

未来は誰にもわからない。
悲観しすぎないこと
が大切です

　この生きづらさが一生続くと思うと、いやになることもありますよね。でも、世の中は変化します。今のしんどさが未来永劫（えいごう）続くかどうかはわかりません。新しいテクノロジーが生まれたり、感覚のメカニズムが解明されたりして快適な未来が訪れるかもしれません。悲観しすぎないことが大切です。

　仕事についての不安も聞きますが、働き方もどんどん変わってきています。家の方が安心できる人は、自宅でできる仕事の種類や、それに必要なスキルやツールを調べてみるのもいいと思います。私自身も、たとえばVRや遠隔（えんかく）操作などの最新のテクノロジーに触れるようにしています。

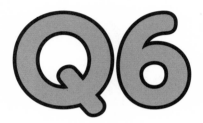

友達から
「付き合い
にくいヤツ」だと
思われたくない

A

気持ちや理由を
ちゃんと伝えよう

　理由を説明せずに「無理」とか「できない」と言ったり、相手が困っているときには協力せず、自分のときだけ「無理」「こうしてほしい」と伝えていると、付き合いにくいと思われてしまう可能性はあるかもしれません。

　そう思われないためには、自分の特性を伝えながら**「ときどき迷惑をかけるかもしれないけど、一緒にいたいし、友達でいたい」**という気持ちを伝えることが重要だと思います。

　お誘いの内容が難しい場合は、「それは無理だけれど『これ』なら行ける」と代替案を出したり、感覚過敏がつらいときはこんな感じになってしまうかもしれない、などとあらかじめ状況を伝えておくのも大切だと思います。

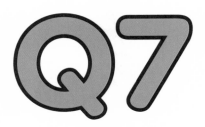

みんなに
迷惑をかけるのが
申し訳ない

事前に心配ごとを
伝えておこう

　申し訳ないと思えるやさしさ、他人を思いやれる
心はすごく大切だし、素敵なことだと思います。た
だ、逆に自分が友達や家族のことで我慢しなければ
ならない状況を想像してみてください。一瞬、面倒
だなと思うことがあっても、それだけで相手を嫌い
にはならないのでは？　それは、あなたの友達や家
族も同じなのではないかなと思うのです。

　**互いに、迷惑をかけてごめんねと言葉
にしたり、感謝の気持ちを伝えることが
重要**なのだと感じます。そして、事前に心配ごと
や協力してほしいことを相談すれば、もし迷惑をか
けたとしても、「あぁ、このことか」とわかっても
らえる場合もあるでしょう。

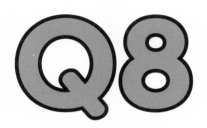

「がんばれ！」と
言われて
がんばれない自分は、
ダメ人間？

本当にがんばらなきゃ
いけないことなのかな？
と考えてみる

　他人がいくら「がんばれ！」と言っても自分ががんばりたいと思えないことは、がんばれませんよね？

　もし、人から「がんばれ」と言われたら、ちょっと冷静になって、「それって、本当にがんばらなきゃいけないことなのかな？」「これをがんばらないと誰かに迷惑がかかるのかな？」と考えてみてはどうでしょうか。人は、あまり深い意味もなく、気軽に「がんばれ」と言っている場合も多いと思います。

　「がんばれ」という言葉をつらく感じたら、本当にがんばる必要があることなのかどうか？　客観的に考えてみると、気持ちが楽になったり冷静になれたりすると思います。

おわりに

　私が感覚過敏研究所を立ち上げたのは13歳のときでした。中学生が何をし始めたのだろうと不安を感じた方もいらっしゃったことでしょう。中学生に何ができるのか？　と冷笑する人もいらっしゃったでしょう。しかし、多くの方が支持してくださいました。感覚過敏研究所が運営している当事者コミュニティ「かびんの森」には、930名の感覚過敏当事者や家族が参加しています（2023年6月現在）。

　カビンくんは、私の中学生時代を投影しています。中学に入学し、友達をたくさん作りたいと、ふだんより2割増しで元気なフリをしてクラスの中で居場所を作ろうとする。みんなと楽しく話したいのに、輪の中にいたいはずなのに居心地が悪い。騒がしい教室を離れ、学校の中に静かな場所がない

か探し歩く。ひとりぼっちはさみしい。けれど、孤独よりももっと刺激の多い場所が苦しい。

　ドンマちゃんを表現するのは難しかったです。私には感覚鈍麻の部分が思い当たらないからです。まず鈍麻のことを知るためにアンケートやヒアリングをさせていただきながら、みなさんの悩みやつらさをドンマちゃんに投影していきました。

　カビンくんとドンマちゃんの物語。学校生活のよくあるシーンの中で、感覚に関して困っている2人の戸惑いや悩みを描きました。教室のどこかに、学校のどこかにカビンくんやドンマちゃんは必ずいます。感覚は目に見えず、他人と共有することができません。自分の感じている世界と隣にいる人が感じる世界が違うなんて、想像することもありません。

　私が見えている赤色は、みんなにとっても赤色であり、
　私がキレイだと感じた景色は、みんなにとってもキレイであり、

私がおいしいと思ったケーキは、みんなにとってもおいしいものである。

　このように学校という集団生活の中で、みんな同じものを見て触れて同じように感じていると勘違いしやすいのが「感覚」です。そして、当たり前のようにある音や光やニオイなどで苦痛を感じている人がいるなんて、なかなか想像できないものです。

　物語では、ドンマちゃんという存在に惹かれ支え合いながら、カビンくんは学校や友達の中に居場所を見つけています。ただここで注意いただきたいのは、学校に通い続けることや友達に囲まれた学校生活がハッピーエンドや目標ではないということです。

　カビンくんとは対照的に、私は中学2年で学校に行くことをやめました。私は、何がなんでも学校に通うことが正解だとは思っていません。学校の外にも居場所はあり、幸せもあります。ですから、カビンくんやドンマちゃんのように、学

校に通い続けることが正しいとか重要であると思わないでいただきたい。これは感覚過敏や鈍麻で悩んでいる小中高生の方へのメッセージであり、保護者や先生へのメッセージでもあります。

　最後に謝辞を。感覚過敏研究所の医療アドバイザーであり、本書の監修を快く引き受けてくださった児童精神科医の黒川駿哉先生に感謝申し上げます。イラストを担当くださった中村至宏さん。過敏と鈍麻の世界を表現してくださりありがとうございます。最高です。

　そして、本書の制作にご協力くださったスタッフのみなさま。こだわりの強い私に最後までお付き合いくださりありがとうございました。

　誰一人として自分と完全に同じ感覚の人はいません。それほどに感覚というのは個性的なものです。感覚過敏や鈍麻など日常生活の中で不都合が多い特性があると、自分がダメな人間のように思えて落ち込む日もあると思います。

それでも、どうか自分の感覚を愛してください。

目に見えず触れることもできない、私の感覚、あなたの感覚、みんなの感覚。どの感覚も個性的で多様で大切にしたい存在です。

世界中のカビンくんとドンマちゃんが五感にやさしい世界で過ごせることを願います。本書や今後の私の取り組みが、過敏や鈍麻に悩む人々の役に立てるならうれしいです。

感覚過敏研究所

加藤路瑛

監修者あとがき

　児童精神科医として、感覚過敏や鈍麻が日常生活に大きな影響を与えていることを見てきました。これらは、感覚の入力や統合、感情や記憶、協調運動などが複雑に絡み合った結果です。しかし、多くの人にとってこれは生まれつきの「デフォルト設定」で、自覚されにくいものです。

　感覚過敏や鈍麻は、病気だけでなく、「定型発達」の人々の中にも見られます。つまりこれは「異常」ではなく、人間の多様性の一部です。私たちは、「普通の人とは違う感覚過敏という病気の人がいるから助けよう」という視点から、「もともと人はそれぞれ違うから、どんな特性の人の参加も阻まないようにしよう」という視点へのシフトが必要です。

　一方で、感覚過敏や鈍麻と親和性の高い医学的な診断名もあります。代表的なものとして、自閉スペクトラム症（ASD）、注意欠如多動症（ADHD）、知的発達症（ID）、発達性協調運動症（DCD）、不安症、うつ病、PTSD、などです。これらの診断名がつくことは、「異常である」というレッテルが貼られることではありません。感覚による困難さを正確にアセスメントし、改善するような治療や支援についての科学的な知見は日々積み重ねられています。

　この書籍は、加藤さんとその当事者の仲間達による高い言語化能力と熱心な当事者研究によって作られました。このような世界を体験しているけどはっきりと自覚することができていない人、あるいはその周囲で本人のことがわからず困っている関係者にとって、少しでもその理解をする助けになり、また専門家へ相談をする勇気を持つ一助となれば幸いです。

児童精神科医
黒川駿哉

KABIN LAB 感覚過敏研究所 について

感覚過敏の課題解決を目指し 2020 年 1 月に設立。
感覚過敏の啓発（けいはつ）、対策商品・サービスの企画・販売、
感覚過敏の研究を行っています。

https://kabin.life/

感覚過敏研究所の活動

● **感覚過敏当事者コミュニティ「かびんの森」**
感覚過敏当事者と家族のための
無料コミュニティを運営（うんえい）しています。

● **センサリーインクルーシブ研究会（＋感覚過敏応援団）**
感覚過敏の支援や対策を勉強したり、感覚過敏研究所の活動を
応援する支援者コミュニティを運営しています。

● **感覚過敏の啓発活動**
SNS やメディア発信、講演活動などを行っています。

● **感覚過敏相談シート**
学校や病院向けに感覚過敏への配慮を相談する
シートを無料で公開しています。

● 感覚過敏マークの普及活動

感覚過敏の困りごとを伝える缶バッジやシールを作っています。
ダウンロード版もあります。

かびんの森のどうぶつたち「視覚過敏のネコ」「聴覚過敏のウサギ」「嗅覚過敏
のゾウ」「味覚過敏のコアラ」「触覚過敏のハリネズミ」のキャラクターを使用。

● 感覚過敏の人のためのアパレルブランド
「KANKAKU FACTORY」

縫い目外側・タグなしの五感にやさしい服を企画・販売しています。

● 五感にやさしい空間創造事業

センサリールーム / クワイエットアワー /
センサリーマップのコンサルティングを行っています。

● 感覚過敏の研究・共同開発

企業と一緒に感覚過敏のための商品開発を行ったり、
大学と共同研究を進めています。

● 感覚過敏研究所オンラインストア

感覚過敏の対策商品やおすすめ商品を紹介しています。
ぜひ、ご覧ください！

https://kankakufactory.com/

監　修　／黒川駿哉
絵　　　／中村至宏

装丁・本文デザイン・DTP ／ 相原真理子
構　成　／小嶋優子
協　力　／加藤咲都美（クリスタルロード）
校　正　／深澤晴彦
編　集　／高木さおり（sand）
編集統括／吉本光里（ワニブックス）

参考書籍
養老孟司 監、内山安男 訳、柚崎通介 訳『ブレインブック原書第3版』（南江堂、2022）
齋藤昌『生きているわたし―体と心❺ 見る 聞く 感じる―感覚と認識』（文研出版、1992）
川上康則 監『発達の気になる子の感覚統合あそび』（ナツメ社、2015）
プルスアルハ［〈お話と絵〉細尾ちあき／〈解説〉北野陽子］『子どもの気持ちを知る絵本③ 発達凸凹（でこ
ぼこ）なボクの世界 ―感覚過敏を探検する―』（ゆまに書房、2015）
井手正和『科学から理解する 自閉スペクトラム症の感覚世界』（金子書房、2022）
井手正和『発達障害の人には世界がどう見えるのか』（SBクリエイティブ、2022）

感覚過敏と感覚鈍麻の感じ方
カビンくんとドンマちゃん
著　者　　加藤路瑛

2023年8月10日　初版発行

発行者　　横内正昭
編集人　　青柳有紀

発行所　　株式会社ワニブックス
　　　　　〒150-8482
　　　　　東京都渋谷区恵比寿4-4-9　えびす大黒ビル
　　　　　ワニブックスHP　http://www.wani.co.jp/
　　　　　（お問い合わせはメールで受け付けております
　　　　　HPより「お問い合わせ」へお進みください）
　　　　　※内容によりましてはお答えできない場合がございます。

印刷所　　凸版印刷株式会社
製本所　　ナショナル製本